高齢者の患者学

"治す医療"から
"治し支える医療"へ

東京大学大学院医学系研究科加齢医学（老年病学）教授

秋下 雅弘 監修

東京大学医学部附属病院老年病科 編

アドスリー

はじめに

介護予防とは

人生 100 年時代と言われるほどの長寿時代になりました。

そうなると、ただ長生きするだけでなく、健康を維持していつまでも元気に暮らしたいと誰しも思うものです。

しかし、わが国の平均寿命と健康寿命の間には約 10 年（男性 9 年、女性 12 年）の開きがあり、多くの方はこの期間を要介護状態で過ごしているのが現状です。

ですから、たとえ病気になっても要介護にならないよう、適切な医療を受け、その先の介護予防をしっかり行っていくことが大切です。

介護予防というと、多くの方は運動を中心とした生活習慣の改善を思い浮かべられるでしょう。確かに生活習慣を見直すことはとても重要です。しかし、現実に医療を受けている中では、医療そのものと向き合わないで健康長寿を達成することなど期待できないのです。

"治す医療" から "治し支える医療" へ

高齢者は複数の病気や症状を抱えていますが、その多くは慢性疾患です。最新の医療でも残念ながら完治は難しいのです。

そこに臓器や機能の加齢変化、つまり老化現象が関わっているので話が複雑になります。

同じ病気や症状でも、高齢者では若い人とは違う配慮が必要なのです。薬の使い方や生活習慣の考え方も変わってくるのです。家族や地

域との付き合い方も高齢者ほど重要で健康状態への影響が大きいのです。そこで、"治す医療"から"治し支える医療"へと医療自体の考え方も変わってきています。何より高齢者は個人差が非常に大きく、個々に最適な治療法やケアを考えなければなりません。

高齢者の基礎知識

では、どうすればよいのでしょう？

世の中に溢れる断片的な健康情報に振り回されてはいけません。賢くならなければいけません。本当に必要で基本的な知識をまず身に着けることです。

かといって、医療者向けに書かれた老年医学の教科書を通読するわけにもいきません。一般向けにも医学書は数多く出版されていますが、疾患単位のものが多く、その多くは高齢者を対象としたものではありません。ましてや、先に述べたような高齢者特有の要配慮事項が十分に盛り込まれているものは稀です。そのような「高齢者の患者学」の基本をまとめたのが本書です。高齢者がそれぞれの疾患や症状とどう向き合うべきなのか、どう付き合えばよいのか、患者としてどう振る舞えばよいのか、という視点から執筆されています。

本書を通読し、身に着けた知識を活かしてスマートに医療を利用いただくことを願っています。高齢者だけでなく、その家族の方にも一読いただきたいと思います。自分自身の人生 100 年の参考にもなると信じています。

令和元年 12 月

監 修

秋下 雅弘

執筆者一覧

東京大学大学院医学系研究科加齢医学（老年病学）教授　秋下 雅弘

東京大学医学部附属病院　老年病科　講師　石井 正紀

東京大学医学部附属病院　老年病科　准教授　小川 純人

東京大学医学部附属病院　老年病科　助教　亀山 祐美

東京大学大学院医学系研究科　在宅医療学講座　特任助教　木棚 究

東京大学医学部附属病院　老年病科　講師　小島 太郎

東京大学医学部附属病院　老年病科　助教　矢可部 満隆

東京大学大学院医学系研究科　在宅医療学講座　特任准教授　山中 崇

（50 音順。所属 2019 年 12 月 31 日現在）

もくじ

1章

フレイルと老年症候群について
── 歳をとるとは

要介護
前期高齢者
後期高齢者

ギモン　不安　心配　悩み

フレイルって何ですか？

どうしてフレイルになるんでしょうか？

どんな人がなりやすいんでしょうか？

どうすればフレイルにならずにすむんでしょうか？

ぽっくり死ぬ高齢者は珍しく、期間はさまざまでも大抵は要介護状態を経て亡くなります。要介護状態についても同様で、多くの方はその前段階であるフレイル（Frailty）という状態を経て要介護に至るのです。フレイルや要介護には、身心の衰えや病気などの原因が必ずあります。若い頃から身心を鍛え、疾患の予防に努めることはとても大切ですが、それでも避けられない加齢変化や疾患・病状があります。その中でも多くの高齢者を悩ませ、フレイルや要介護の原因となる高齢者特有の症状を老年症候群と呼びます。

1 高齢者は75歳以上？

　65歳以上を高齢者と呼ぶのが国際的な慣例となっています。しかし、2017年に日本老年学会と日本老年医学会から、75歳以上を高齢者としてはどうかという提言がなされました。わが国の65歳〜74歳の方々（従来の呼称は前期高齢者）は、体力や知力が向上し、病気にもかかりにくくなっていて、総じてこの10〜20年間に5〜10歳若返っていることがわかりました。内閣府の国民調査でも、70歳以上あるいは75歳以上を高齢者と考える意見が多い結果となっています。日本人の老化が遅くなり、元気な中高年者が増えたという意味であり、大変結構なことです。

　では、75歳以上の方についてはどうでしょうか？

　図1.1のグラフをご覧ください。このデータによると、男性では最後まで自立が保たれる人が1割強、逆に中高年期に自立度が低下する人は2割弱、その他の7割の人は75歳過ぎから徐々に自立度が低下するパターンです。これが女性では、9割近くもの方が徐々に自立度

が低下するパターンとなり、しかも低下し始めるのが70歳過ぎと男性より早いのです。このように、いくら元気になったといっても、75歳を過ぎれば多くの方はさまざまな健康問題のために自立度が失われていくのです。言い換えればこれがフレイルの経過なのです。

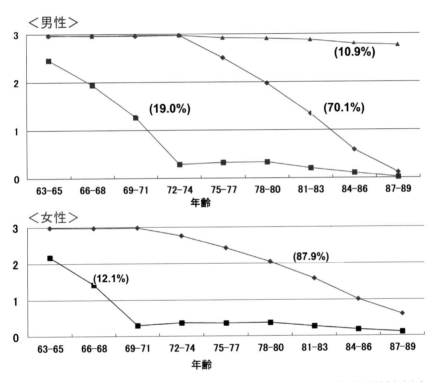

秋山弘子 (東京大学高齢社会総合研究機構) ほか アメリカ老年学会 2008 年次大会

図 1.1 自立度の加齢変化パターン : 全国高齢者 20 年の追跡調査

3: 自立

2: 手段的日常生活動作に援助が必要

1: 基本的 & 手段的日常生活動作に援助が必要

0: 死亡

2 女性のほうがフレイルなのはなぜ？

　ところで、男性より長寿である女性で自立度が低下しやすいのを不思議に思われるかもしれません。確かに、平均寿命は 7 年ほど女性のほうが長いのです。しかし、日常生活に制限のない期間を示す健康寿命は男性 70.4 年、女性 73.6 年と 3 年しか違わないことが国の統計（平成 22 年）でも示されています。この原因は男女でかかりやすい病気が違うからなのです。男性はがんや心筋梗塞といった命に関わる病気にかかりやすく、女性では骨粗鬆症や変形性関節症、認知症といった、直接は命に関わらなくても自立度を落とし要介護に至るような病気にかかりやすいのです。シェークスピアの「ハムレット」に「か弱き者、汝の名は女なり」という有名なフレーズがありますが、その原語は"Frailty, thy name is woman." です。古くからフレイルは女性の代名詞だった！ということではないにしろ、性差の問題は医学的に興味をそそります。

3 フレイルとは

　さて、医学的にフレイルとはどういう状態を指すのでしょうか？ フレイルという呼称を提案した日本老年医学会では、フレイルを「高齢期に生理的予備能が低下することでストレスに対する脆弱性が亢進し、生活機能障害、要介護状態、死亡などの転帰に陥りやすい状態」と定義しています。かみくだいて表現すると、**全身の老化が進み、病気にかかりやすく、身心の機能も低下しやすくなっている、要介護の一歩手前の状態**です（図 1.2）。また、フレイルには元気な状態に戻りうる可逆性という意味も含まれています。要介護状態からでは困難でも、その手前のフレイルからなら、運動や栄養の改善によって元気な

4

状態に戻れるという期待が込められているのです。フレイルは多面的要素からなる概念で、大きく３つの要素に分けられます。

　第一に身体的なフレイルです。筋肉が衰えてくるサルコペニアや低栄養が含まれます。

　第二は精神・心理的なフレイルです。認知機能低下やうつが該当します。

　第三は社会的なフレイルで、独居や経済状況などを含み、今後の社会経済情勢にも大きく左右される問題です。

A. フレイルの過程

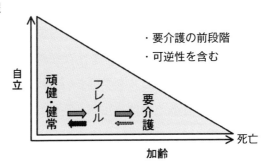

B. フレイルの多面性

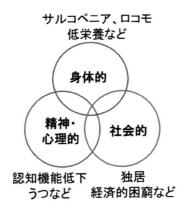

図 1.2 フレイルの概念：過程と多面性

これらの3要素は相互に影響しあうという点でも重要です。つまり、身体的フレイルがあると外出するのが面倒になり、閉じこもりがちでうつや認知機能低下を助長します。また、認知症になっても、家族の支えがあれば進行するまでは住み慣れた家で暮らせますが、支える家族がいないので介護施設に入ろうとしたらお金がなくて入れなかったという話もよくあります。

4 高齢者を悩ませる老年症候群

高齢者は複数の疾患と症状を有し、医療機関や介護施設のお世話になることが多いものです。とくに、高齢者の症状は老年症候群と呼ばれ、慢性的に高齢者を悩ませていることが特徴です。

図1.3は、老年症候群としてどのような症候が多いかを示したものです。在宅医療や介護サービスを受けている高齢者を多く含むせいもあるでしょうが、一番多いのは認知症、続いて、尿失禁、難聴、頻尿です。このあたりまでは高齢者に特有の症状だと思います。そして便秘、不眠、うつと続きます。これらは若年者にもみられますが、このデータのように罹患率が4割近いということはありません。また、若年者は通常一つの症状しかありませんが、高齢患者の場合、70歳で7つ、80歳で8つと年齢の10分の1くらいの症状をもっているのが普通です。しかも、症状の原因を探ると、若年者では通常一つの疾患にたどりつきます。

しかし高齢者の場合、多疾患の複合状態として症状が形成されることが多いのです（図1.4）。例えば、歩行困難の原因を調べたら、脳梗塞後遺症、サルコペニア（加齢性筋肉減少症）、骨粗鬆症による脊椎

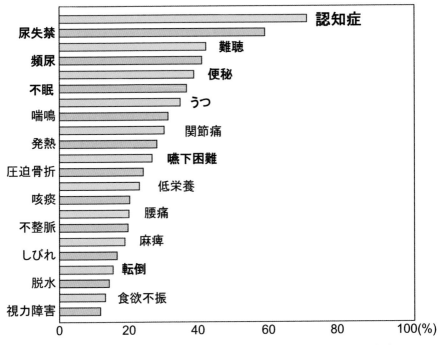

在宅医療、介護施設、大学病院等計 487 名の調査；鳥羽研二

図 1.3 老年症候群の頻度

老年症候群とは

・高齢者に特有ないし高頻度にみられる症候で、ケアを含めた包括的な対処を要する。

・高齢患者では年齢 /10 の症候がある。

多発骨折、腰部脊柱管狭窄症、糖尿病性神経症と治療困難な病気がずらっとみつかるという具合です。そうなると、医療によって完治(cure)を目指すのではなく、療養環境の調整や介護サービス、つまり**ケア(care)を含めた包括的な対処が必要**ということなのです。若年者の症状は、原因を取り除けば治る可能性が高いといえます。他方、高齢者の場合には、老化が根本にあるわけですから、**病気は完治しない、**ということを医師も患者側も認識する必要があります。治らない病気

を必死で治そうとしてしまうと、患者が副作用で苦しむようなケースも出てきます。ですから、cure ではなく care という考え方が大切になってくるわけです。

このように、老年症候群は原因が多岐にわたり、慢性的で、簡単には治療・対処法が見出せないことが特徴ですが、結果的に高齢者の自立を阻害するという大きな問題もあります。

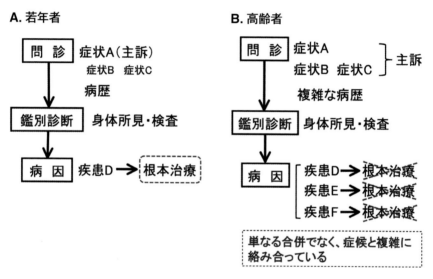

図1.4 老年症候群に対するアプローチは若年成人へのアプローチと異なる
：A. 完治 (cure) vs. B. ケア (care)

5 高齢者に対する適切な医療とは

　これまで述べてきたことに基づいて、高齢者医療の原則をまとめてみます。まず、高齢者の疾患・病態上の特徴を表 1.1 にまとめました。高齢者では、複数の疾患・病状を同時にもっている多病の方が多くなります。また、老年症候群が増えて、認知機能などの生活機能が低下しやすくなります。さらに、症状が非定型的になります。これは教科書的な症状が高齢者の疾患では当てはまらない場合が多くなってくる、ということです。例えば、胸痛のない心筋梗塞、発熱のない肺炎、腹痛のない腸閉塞などです。そして、薬物に対する反応性も異なってきます。いわゆる薬の副作用の問題です。最後に、社会的要因の影響が大きいというのも特徴の一つです。社会的なフレイルを抱えている人が多いことも関係します。

　これらの特徴に対応するべく、「高齢者に対する適切な医療提供の指針」が日本老年医学会などの関係団体から発表されています。医療者が医療提供を行う際に考慮するべき事柄を整理し、基本的な要件を示したものですが、医療を受ける側にとっても個々の治療方針を医療者と相談する際に参考になるのでご紹介します。内容は、

1. 「高齢者の多病と多様性」
2. 「QOL の維持・向上を目指したケア」
3. 「生活の場に則した医療提供」
4. 「高齢者に対する薬物療法の基本的な考え方」
5. 「患者の意思決定を支援」
6. 「家族などの介護者もケアの対象に」
7. 「患者本人の視点に立ったチーム医療」

という 7 項目に解説を加えたものです。

表 1.1 高齢者の疾患・病態上の特徴

1. 多病である
2. 老年症候群が増加する
3. 認知機能など生活機能が低下しやすい
4. 症状が非定型的である
5. 薬物に対する反応性が異なる
6. 社会的要因の影響が大きい

　QOL（quality of life、生活・人生の質）の維持・向上および生活の場という視点は、若年者でも無論大切ですが、「余生をいかに過ごすか」という高齢者に重要な命題をしっかり考えましょうという姿勢を明確にしたものです。この視点は、筆者らが行った高齢者医療の優先順位に関する意識調査(表1.2)でも支持されています。この調査は、医療サービスの達成目標 12 項目に順位を付けてもらうアンケート調査ですが、医療提供側のすべてのグループで「QOL の改善」が 1 位であったのに対し、医療を受ける側では、この項目の順位はやや低く、より具体的な「身体機能の回復」や「家族の負担軽減」、さらには「病気の効果的治療」を最重視していることがわかりました。一方、「死亡率の低下」は医療を提供する側、受ける側双方のすべてのグループで 12 項目中最下位であり、この点でも一般成人の医療とは考え方が異なることがわかりました。この指針全文は、日本老年医学会のホームページに掲載されているので、是非一読いただければと存じます。

　高齢者の場合、病状やその原因が複数あるのが普通で、一つだけ治療すれば完治するというような場合はほとんどありません。それぞれ

表 1.2 高齢者医療の優先順位に関する意識調査

順位	地域高齢者 * (N=2,637)	デイケア利用者 (N=795)	老年病専門医 (N=619)	5学会専門医 (N=1,305)
1	病気の 効果的治療	身体機能の 回復	QOLの 改善	QOLの 改善
2	家族の 負担軽減	病気の 効果的治療	利用者の 満足	利用者の 満足
3	身体機能の 回復	家族の 負担軽減	病気の 効果的治療	活動能力の 維持
4	活動能力の 維持	QOLの 改善	活動能力の 維持	身体機能の 回復
5	問題の 解決	活動能力の 維持	身体機能の 回復	病気の 効果的治療
6	精神状態の 改善	精神状態の 改善	精神状態の 改善	家族の 負担軽減
7	QOLの 改善	利用者の 満足	問題の 解決	問題の 解決
8	利用者の 満足	問題の 解決	家族の 負担軽減	精神状態の 改善
9	資源の 効率的利用	資源の 効率的利用	資源の 効率的利用	資源の 効率的利用
10	地域社会との 交流	地域社会との 交流	地域社会との 交流	地域社会との 交流
11	施設入所の 回避	施設入所の 回避	施設入所の 回避	施設入所の 回避
12	死亡率の 低下	死亡率の 低下	死亡率の 低下	死亡率の 低下

＊ 65 歳以上の住民で、要介護認定なし

厚労科研「高齢者に対する適切な医療提供に関する研究」研究班 (主任：秋下雅弘) (Akishita M, et al.: J Am Med Dir Assoc, 2013)

の病状について専門医にかかろうとすると、同時に多くの診療科・医療機関にかからなくてはならなくなります。しかし病気の原因がたくさんある場合、それぞれに根本的な治療を行うことは、実際にはとても難しいのです。それよりも、病気と上手に付き合っていくことを考えることのほうが大切です。是非とも、賢く医療機関を利用いただきたいと思います。

2章

転倒・骨折とその予防法

ギモン　不安　心配　悩み

転倒が怖いことは知っていますが？

転ばないためにはどうすればいいのですか？

骨粗鬆症と診断されました。どうすればいいのでしょうか？

1 転倒を防ぐには

　高齢者では筋力・バランス能力の低下に加えて動作が緩慢になるなどさまざまな理由によって転倒しやすくなり、地域に在住されている高齢者では20%前後の方が、年間1回以上の転倒を経験されています。転倒は屋内外のさまざまな場所で起こりやすいとされ、屋外では濡れた路面、段差、障害物のある場所などでとくに注意が必要です（表2.1）。また高齢者では骨量減少、骨粗鬆症がみとめられる場合も多く、転倒時に大腿骨、前腕骨をはじめとする骨折を起こしやすくなります。

　転倒に伴って大腿骨などを骨折した場合、もしくは骨折を免れた場合でも、再び転倒するのではないかとの不安から閉じこもり状態となり、ますます日常生活機能が低下し要介護・寝たきり状態に陥ってしまう危険性があります。

表2.1 転倒の主な危険因子

内的要因	外的要因
高齢	階段、段差
転倒歴	滑りやすい場所
筋力・バランス能力低下	障害物
フレイル	履物（スリッパなど）
慢性疾患（認知症、脳血管障害、めまい、不整脈など）	電気器具のコード類
視力障害（白内障、近視など）	部屋の暗さ
薬物服用（長時間作用鎮静剤）	手すりの不備

このように転倒経験や転倒による骨折は、身体的にも精神的にも悪影響を及ぼし、高齢者の Quality of life（QOL）を著しく低下させ、生命をも脅かせる要因となりますのでその対策は重要です。

　転倒予防には、転倒の危険因子を少しでも減らすとともに、生活環境を改善する必要があります。また、転倒予防には日頃から運動を行うことも有効です。その際、無理なく続けられるよう 1 回の運動を30 分程度の比較的短いものとして、筋力運動、バランス訓練、ストレッチ等、下肢筋力強化を図りながら身体活動性の向上を目指すことが大切です。歩く際には、視線は前方に向け背筋を伸ばしてできるだけ手があくようにし、足を高く挙げ、つま先でしっかり地面をけって、踵から着地するように心がけましょう。歩行能力を維持するためには、状況に応じて杖や歩行器等の使用も大切です。また外的要因の改善、環境整備に向けて、カーペットや敷き物の端を固定する、段差をなくす、照明を明るくする、階段・風呂場等に手すり・滑り止めをつけるなど（図 2.1）、日常生活の上で目配りや気配りを怠らず、わが身の問題として転倒・寝たきり予防を考え実践してみましょう。

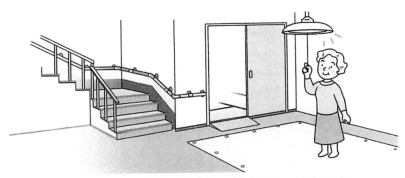

大内尉義監修：“やさしい高齢者の健康教室”, p.24, 医療ジャーナル社 (2012)

図 2.1 屋内で転ばないための工夫例
転ばないために、部屋を明るくしたり、段差や滑りやすさをなくしましょう。

2 骨粗鬆症およびその対策

　骨粗鬆症とは、骨がもろくなり骨折しやすくなる病気です。転んだことをきっかけに背骨や手首、足の付け根などを骨折し、背中が曲がったり、腰の痛みで苦しんだり、寝たきりの原因になることもあります。そのため、症状がないうちから「骨がもろくなっていないか」と骨密度検査などできちんと診断をしてもらい、結果次第では骨を丈夫にする治療を受けることが大切です。

　骨粗鬆症の一番の原因は歳を取ることです。骨粗鬆症は女性の高齢者に多い病気ですが、女性は男性に比べて骨密度が低いことに加えて、閉経を迎えて急に女性ホルモンの分泌量が減ることも影響していると考えられています（図2.2）。また、遺伝の影響や生活習慣（運動不足、喫煙飲酒など）も原因と考えられています。さらにまた、さまざまな病気の治療に用いられる副腎皮質ステロイドの内服や甲状腺ホルモンの分泌過剰など薬やほかの病気によって起こる場合もあります。

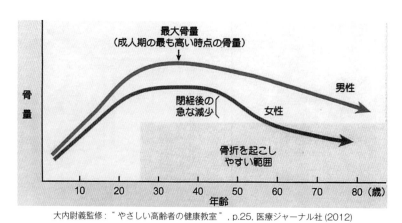

大内尉義監修：“やさしい高齢者の健康教室”, p.25, 医療ジャーナル社 (2012)

図 2.2 加齢に伴う骨量の減少
加齢に伴って次第に骨量は減り、骨折リスクは高くなってきます。

骨を丈夫に保つためにはバランスのとれた食事と運動が大切です（表2.2）。食事ではカルシウムを多く含んだ食品を十分摂取するとともに、良質のたんぱく質やビタミンD、ビタミンK、イソフラボン（大豆などに含まれています）などを組み合わせると効果的です。カルシウムは牛乳やヨーグルトなどの乳製品をはじめ、小魚やひじきといった海藻類にも多く含まれており、骨粗鬆症の予防に適しています。その一方で、カルシウムの過剰摂取はかえってよくないのでサプリメントなどのとり過ぎには注意しましょう。

　また重要なビタミンとして、ビタミンDはカルシウムを腸から吸収するのに重要です。またビタミンKは納豆などの大豆製品、海藻に多く含まれており、骨の質をよくするとされています。その反面、カルシウムの摂取を妨げるリンは、スナック菓子、インスタント食品などの加工食品に多く含まれており、これらの摂取は控えめにしましょう。また喫煙や過度な飲酒もよくありません。

表2.2 骨を丈夫に保つための食事・栄養の例
カルシウム、ビタミン、たんぱく質をバランスよく摂取しましょう。

栄養素	一日の目安	含有量の多い食品
カルシウム	800mg	牛乳3〜4杯(スライスチーズ7枚程度に相当), ひじき, 魚
ビタミンD	10〜20μg	魚(カツオ, イワシ), シイタケ
ビタミンK	250〜300μg	納豆, ホウレン草, キャベツ, 卵
たんぱく質	50〜60μg	肉, 魚, 卵, 大豆

大内尉義監修："やさしい高齢者の健康教室", p.26, 医療ジャーナル社 (2012)

また骨粗鬆症を予防するには運動も必要です。日光を浴びることによってビタミンＤは活性化されてカルシウムの吸収が高められ、筋肉を鍛えることによって転倒や骨折の予防にもなります。運動では「足に体重をかける」ことが重要で、生活習慣の改善とともに階段の昇り降り、ウォーキングを取り入れることも効果があります。また、可能であればジョギング、エアロビクスなども有効と考えられており、無理をせずできる範囲で取り入れましょう。

　骨粗鬆症に対する薬物療法に関しては、骨量減少にとどまっているものの骨折リスクが高い場合に開始されたり、骨粗鬆症と診断された場合に積極的な薬物治療が行われます。現在用いられている主な薬（表2.3）は、腸管からのカルシウム吸収を促進し、体内のカルシウム量を増やす薬、骨形成を促進する薬、骨吸収を抑制する薬などに大別されますが、医師の指示に従って決められた量を服用してください。

表 2.3 骨粗鬆症治療に用いられる主な薬

・カルシウム薬
・女性ホルモン薬
・選択的エストロゲン受容体モジュレーター (SERM)
・ビタミンＤ薬
・カルシトニン薬
・イプリフラボン薬
・ビタミンK_2薬
・ビスホスホネート薬
・副甲状腺ホルモン薬
・抗 RANKL 抗体薬
・抗スクレロスチン抗体薬
骨形成を促進する薬、骨吸収を抑制する薬などさまざまです。

3章

認知症の症状と予防法

ギモン 不安 心配 悩み

認知症になることへの不安があります。

中核症状って何ですか？

どうして認知症になるんでしょうか？

どうすれば認知症にならずにすむんでしょうか？

1 認知症の現状

　日本国内における認知症患者の数は、2012年の時点で約462万人と推計されており、その前段階とされる軽度認知障害（Mild Cognitive Impairment, MCI）も約400万人と推計されています。そして今後さらに高齢化が進み、2025年には認知症患者数は約700万人になると予想されています[1]。

　また、年齢別の認知症有病率（図3.1）から、80歳で約5人に1人、90歳で約2人に1人と年齢とともにかなり割合が高くなることがわかります。

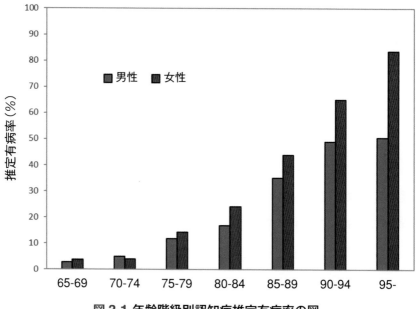

図3.1 年齢階級別認知症推定有病率の図

このように多くの方が罹患する疾患であり、また、本人だけでなく、介護者にも大きな影響を及ぼすため、理解し、社会全体で支えていく必要があります。

2 認知症とは

認知症は、単なる物忘れとは異なり、持続的な認知機能の低下により日常生活に支障をきたしている状態です。持続的な認知機能の低下により記憶が丸ごとなく、例えば、昼に何を食べたかを忘れるレベルではなく、昼ごはんを食べたことを忘れる、その結果、食事を多く摂り過ぎたり、逆にまったく摂ってなかったりとなり、周囲からの食事の管理が必要というような状態です。

日常生活をより具体的に見ますと、歩行、食事、更衣、整容、排泄、入浴といった**基本的日常生活動作**、電話やFAXの利用、財産の管理、公共料金の支払い、服薬管理、公共交通機関の利用、買い物、家事といった**手段的日常生活動作**があります。

手段的日常生活動作は、基本的日常生活動作よりも高度で先に低下しやすいですが、1人暮らしをしていくには必要な動作です。逆に言えば、物忘れがあったとしても、こういったことが周囲の手助けなしに自分でできている方は、認知症ではないと考えて良いでしょう。

ただし、認知症の前段階の**軽度認知障害**の可能性はあります。軽度認知障害は、軽い物忘れは認めますが、日常生活は自立しており、正常とも認知症とも言えない中間の状態です。認知症に移行するリスク

が高いと言われています。何を食べたか思い出せない、約束を忘れるなど物忘れが増えたと感じる方は、軽度認知障害の可能性があり、早めに受診しましょう。ただ、実は現時点で軽度認知障害に有効とされている承認済みの薬はありません。こういうと、受診する意味がない様に聞こえてしまうかもしれませんが、うつや甲状腺機能低下症、薬剤性など治る物忘れである可能性や生活習慣の改善、認知症になった時の早期発見、早期治療、といった点から早めの受診を勧めています。

軽度認知障害

まず、年齢のわりに物忘れが多くなっていきます。とくに新しいものごとを忘れやすくなります。ただ、この症状のみの場合にはまだ認知症とはいわず、"軽度認知障害"といいます。

また、認知症の中で最も多いアルツハイマー病（Alzheimer's disease：AD）では、物忘れの症状が起きる前から原因となる物質が脳内にたまっていることがわかっています。この状態をプレクリニカル AD（preclinical AD；症状が出現する前のアルツハイマー病という意味）といいます。

認知症（初期）

物忘れが原因で、買い物やお金の管理などといった日常生活に支障をきたし、周りの人がときどき見守る必要が出てきます。この状態以降を認知症といいます。

認知症（中等度〜重度）

トイレに行ったり、服を着たりといった身の回りの動作にも支障を

きたし、周りの介助が必要になります。そして、尿失禁・便失禁が増え、言葉数が少なくなり、歩行もできなくなっていきます。さらに進むと、食事もほとんど摂れなくなり、寝たきりの状態になります。

　また、認知症に伴って、妄想、幻覚、暴言、暴行、徘徊などを認めることがあり、これらは認知症の周辺症状といいます。

３　認知症の種類と症状

　認知症と一口にいっても、原因はさまざまで、症状の出方もさまざまです。代表的なものとして、アルツハイマー型認知症、脳血管性認知症、レビー小体型認知症、前頭側頭葉変性症があり、これらが混合していることもあります。

　アルツハイマー型認知症は、認知症の中で最も多く、側頭葉と頭頂葉がとくに萎縮してくる疾患です。側頭葉には記憶に重要な海馬があり、頭頂葉は感覚や空間認知などに関わっています。ですので、アルツハイマー型認知症では、初期から記憶が落ちやすく、何度も同じことを聞いたり、図形の模写が上手くできなかったりします。進行の大まかな目安としては、**日時がわからなくなる**のが初期、**場所がわからなくなる**のが中期、**身近な人や物がわからなくなる**のが後期となります。画像的には、進行すれば、側頭葉や頭頂葉の萎縮を認めますが、初期の段階ですと、認めないこともあり、髄液や脳の血流を調べる検査を行うこともあります。

　レビー小体型認知症は、その名の通りレビー小体が脳全体に溜まってくる疾患ですが、視覚に関係する後頭葉や運動に関係する黒質、自

律神経の障害からくる症状が中心となります。具体的には、他の人には見えない、物・虫・人などが見えたり（幻視）、パーキンソン病と同じように手の振るえや小刻み歩行を認め、転び易くなったり、立ちくらみが起き易くなったりします。その他、睡眠中に暴れたり、大声を出したり、といった睡眠中の異常行動を認めることもあります。認知機能が一日の中でも大きく変動することも特徴の一つです。

前頭側頭葉変性症は、社会的な行動、意欲、性格などに関わる前頭葉と側頭葉の障害から来る症状が中心となります。本能のままに行動して、欲しいものを取ってしまい、万引きしたり、無気力になったり、性格が変化したりします。

また、言語の中枢も前頭葉や側頭葉に存在し、失語を認めたり、同じ行動を繰り返す常同行動を認めることもあります。他の認知症と比べると比較的発症年齢は若いです。

これらの認知症は、特定のたんぱく質が長い年月をかけて異常に蓄積していき、それが神経細胞にダメージを与え、発症すると考えられています。また、脳血管性認知症は、脳梗塞や脳出血によって起きる認知症であり、階段状に悪化し、どの部位に起きたかで症状の出方はさまざまです。

4 認知症の問題行動への対応

認知症そのものよりも、ときに怒りだして暴力的になったり、あちらこちら徘徊しだしたり、といった周辺症状のほうが介護の手がかかり、対応が困難になることがしばしばあります。

相手の立場に立って考える

　たとえば、ご飯をさっき食べたはずなのに「食べてない」、「ご飯はまだか」と叫ばれることがあります。これはひょっとしたら、ご飯が足りずまだおなかがすいているのかもしれません。または、食卓に座っているため、食事が出てくるものと思っている可能性もあり、散歩など他の事をさせると言わなくなることもあります。

　このように、なぜ問題行動を起こすのか認知症がある前提で、相手の立場に立って考える事が重要です。

一人で抱え込まない

　家族や親戚に相談して、介護の分担をしましょう。また、介護支援専門員（ケアマネージャー）や主治医にも相談しましょう。デイサービスや短期入所施設といった介護サービスの利用や薬の変更など具体的なことだけでなく、介護者の愚痴を聞いてもらうことも重要です。

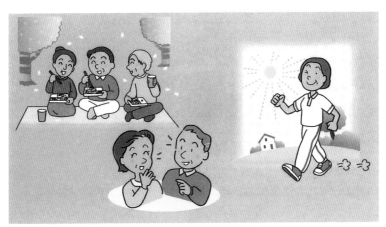

大内尉義監修："やさしい高齢者の健康教室"、p.20、医療ジャーナル社 (2012)

図3.2 認知症を予防するには
栄養バランスのよい食事、適度な運動、人とのコミュニケーションを心がけましょう。

5 認知症の治療

まず診断

　認知症の治療にはまず診断が大切です。似た症状を起こす疾患の中には、ビタミン欠乏症や甲状腺機能低下症など内服薬で改善するものから、慢性硬膜下血腫や正常圧水頭症のように、外科手術が有効な場合があります。まずは認知症の原因を診断してもらいましょう。

中核症状、周辺症状に対する治療

　例として、アルツハイマー病と診断された場合、症状を分けて考えてみましょう。

　"すぐに忘れる"、"今までできていた家事ができなくなってしまった"などという症状は「**中核症状**」といいます。完全に治すことは難しいですが進行を遅らせ、よい状態を少しでも長く維持する薬があります。

　一方、"怒りっぽい、落ち着きがない、暴れる、徘徊する"といった「**周辺症状**」は、介護する人にとってはたいへんな負担ですが、逆に家族の対応など環境によって影響される症状でもあります。

　これらの症状は薬で改善することもありますが使用する薬によっては副作用が出ることがありますので、主治医の先生とよく相談してみてください。

6 認知症の予防のための生活習慣

　認知症（とくにアルツハイマー病）になりやすい要因として、高血圧、糖尿病、脂質異常症、肥満、喫煙などがあります。その他、過度の飲酒、運動不足、やせすぎもよくありません。

つまり、若いころからしっかり健康管理していくことが何よりも認知症の予防になるのです。

栄養バランスのよい食事

特定の食品やサプリメントに頼るより、魚、野菜、果物などをバランスよく食べることが大切です。そして、よく噛んで食べる習慣をつけましょう。それには自分の歯を大切にすることも重要です。料理をすることは脳のさまざまな部分を活性化します。

また、一人で黙々と食べるより、楽しく食事をしたいですね。塩分は控えめに、お酒はほどほどに。

適度な運動

ウォーキング程度の軽い運動で効果が期待できます。楽に会話ができる程度の速さで、1日15分から30分以上を目安に歩きましょう。歩数計を使って記録してみると、励みになるでしょう。家の中でも踏み台昇降運動や片足立ち、つま先立ちをこまめにやっていると、意外に効果があるものです。

仕事以外に人とふれあう趣味をもつこと

脳は外からの刺激（入力）がないと働きをやめてしまいます。人とのコミュニケーションや好奇心は脳を刺激します。

また、なんでも家族が手伝ってしまう環境はよくありません。身の回りのことは自分で行うよう心がけてください。

7 認知症の予防

　認知症の中で脳血管性は、動脈硬化の危険因子である高血圧、糖尿病、脂質異常症、喫煙を改善させることが、脳梗塞や脳出血の発症を抑え、その結果、認知症の発症や進行の抑制に繋がると考えられます。

　でも実はこれらの危険因子が、アルツハイマー型認知症にも関与していることがわかってきています。これらの危険因子に対し薬で加療することもありますが、まず第一には、食事、運動といった生活習慣の改善です。高血圧に対しては塩分制限、糖尿病に対してはカロリー制限と個々の危険因子に応じた食事をとりましょう。

　ただ、こういった危険因子がない方も認知症予防に良いと考えられる生活習慣があります。

　食事では、特定の食品ばかりとるのではなく、魚、野菜、果物などをバランスよく食べましょう。日本人は、主食の米の摂取量が多いので、主食は小盛りにして、おかずをきっちり食べることをお勧めします。魚は１日１回以上摂るのが目安です。実際、アルツハイマー型認知症の方は、野菜や魚の摂取量が少なく、ビタミンE、葉酸といったビタミン群、魚に由来するEPA、DHAなどの栄養素が低かったことが報告されています[3]。

　一方、不足しているものをサプリメントで補うことについては否定的な結果が多く[3]、食品をよく噛んで食べることが良いと思われます。また、運動については、激しい運動ではなく、ウォーキング程度の有

酸素運動で効果があると言われています。1日の歩行時間が1時間未満の人は30分多く歩けば、14%発症を抑えられるという報告もあります[4]。

　人と会話をしたり、趣味をもつことで脳を使う機会を増やすことも重要です。身の回りのことをしたり、家事や仕事も自分でできる範囲のことは続けていきましょう。認知症の方は記憶力だけでなく、意欲も落ちるため、こういったことをしなくなるのは、原因でもあり、結果でもあり、注意が必要です。疲れた、面倒くさいと言ってしない人もいますが、筋肉も脳も鍛えるためには疲れるくらいがちょうど良いと考えましょう。

■参考文献■

1） 二宮利治, 他：「日本における認知症の高齢者人口の将来推計に関する研究」（平成26年度 厚生労働科学研究費補助金特別研究事業）.

2） 朝田 隆, 他：「都市部における認知症有病率と認知症の生活機能障害への対応」（平成23～24年度 厚生労働科学研究費補助金認知症対策総合研究事業）.

3） 植木 彰：日本老年医学会誌, 42(9): 158-160, 2006.

4） Tomata Y, *et al*.: Int J Geriatr Psychiatry, 34(1): 204-209, 2019.

5） 大内尉義（監修）：" やさしい高齢者の健康教室 ", p.17-20, 医薬ジャーナル社（2012）.

6） 日本神経学会（監修）：" 認知症疾患診療ガイドライン2017", 医学書院（2017）.

認知症 Q & A

Q 家族・身近な人が認知症を発症しました

A 早めに気づき、受診させましょう。

　認知症の方は、忘れた記憶や失敗した記憶もなくなるため、自分ではちゃんとできていると思っている方が多く、家族や身近な人が気づくことは重要です。物忘れの程度と共に日常生活動作に支障をきたしてないかチェックしましょう。

　認知症の検査というと、本人は嫌がるケースも多いのですが、健康診断と説明すると受診してくれることもあります。

新しい事を覚えるのは、基本的に無理と考えて行動しましょう。

　それよりも今できる能力の維持に努め、能力のレベルに合わせて簡略化していくことも必要です。

相手を否定するような言動は控えましょう。

　間違ったことをした場合、何度も訂正するとお互いストレスになります。

一人で抱え込まないようにしましょう。

　一人で介護するのは、大変になっていきます。家族と相談して分担したり、介護サービスを使ったり、医師や認知症家族の会で相談したりしましょう。

Q 自分自身が認知症と診断されました

A 大事なことはメモをしましょう。

　あちこちに書いてしまうとメモ自体を忘れるので、カレンダーや手帳など一つにまとめて書きましょう。

家族の言う事を聞きましょう。

　親のプライドや子供に迷惑をかけたくないという想いから、家族に世話になるのは嫌となることがあります。しかし、認知症の方が悪徳業者との契約を何度もしていたケースもあり、家族に世話になっていたほうがかえって迷惑が少なくて済むこともあります。

介護サービスを使いましょう。

　デイサービスに参加したり、ヘルパーさんに入って頂いたり、変化することに抵抗があるかもしれません。ただ、家族の負担が減るだけでなく、定期的に人が入ることで早めに病気に気づいたり、孤独死を防げたり、本人、社会的にもメリットがあります。

Q どのようなステップを踏んで症状が進んでいくのでしょう

A アルツハイマー型認知症の場合　初期では日時の見当識が落ち、診察日や待ち合わせなど約束していても行けなくなります。重要な事には付き添う必要があります。

　中等度では場所の見当識が落ちてきます。自立歩行できる方の場合、迷子になることが増えてきます。GPSや住所がわかるものを持たせたり、夜間勝手に外に出られないように鍵の仕方を替えることを考えましょう。トイレの場所もわからなくなっていきますので、大きく表示する、定期的に誘導する、夜間オムツにするといったことを考えましょう。精神的な介護負担が多いのはこの時期と思われます。

　重度では、身近な物、人がわからなくなります。食べ物も家族もわからなくなっていきます。この頃は、食事も全介助になっていき、意

欲もかなり落ち、体を動かさなくなるので、廃用症候群で寝たきりになっている方も多く、身体的な介護負担が多くなります。家族と負担を分担したり、ケアマネージャーと相談して、介護サービスをうまく使いましょう。

Q 進行や対応に男女差・年齢差があるのでしょうか

A 男性のほうが脳血管性の割合が多く、女性のほうがアルツハイマー型の割合が多いです。

　女性のほうがデイサービスに参加したり社交的なことが多く、家事もできるだけ行っていることが多いため、家で何もせず閉じこもっている方に比べると進行がゆっくりな印象があります。

　また、男性のほうが力があり、足腰がしっかりしている方が比較的多いため、暴力や徘徊を起こす事が多い印象があります。最近の記憶がなく、若い時の記憶が残るため、例えば仕事をされていた方は背広を着せる、仕事場での呼び方をするなど、若い時の環境に合わせると落ち着く事もあります。

　若年性の場合、仕事という高度な作業に支障がでるので、早期発見されやすい一方、一般的な長谷川式やMMSEといった認知機能検査では低下がはっきりしない事も多く、診断がつきにくい面もあります。

　また、仕事ができなくなっていく事に対して、サポートを考える必要があります。

Q 進行のスピードは

A 同じアルツハイマー型認知症でも、進行のスピードは人によって異なります。また、病型の違いもあり、脳血管性では階段状に悪化します。

4章

認知症に伴う諸症状
—— 妄想、幻覚、易怒

BPSD
介 護

ギモン　不安　心配　悩み

誰かに財布を盗まれました！

BPSDって何ですか？

そこに誰かが立って私を見ています。見えませんか？

気持ちが落ち込んでやる気が起こりません。

不安な気持ちでいっぱいです。

些細なこととに怒りっぽくなってしまいました。なぜ？

1 はじめに

　物忘れは認知症の中核症状と呼ばれる症状です。中核症状とは認知機能の障害です。さらに、それらの中核症状に続発、併存してさまざまな精神症状あるいは行動の障害がみられることがあります。これは、周辺症状と以前は呼んでおり、現在は BPSD（Behavioral Psychological Symptom of Dementia）と呼びます。中核症状としては、記憶障害をはじめとして、判断力低下、見当識障害、失語、失行、失認などの症状がみられます。一方、BPSD としては、不安、抑うつ、興奮、徘徊などの症状がみられます（図 4.1）。

　これらの症状は介護上問題となり、介護者のストレスとなり、施設入居を早め、医療費や介護にかかる費用も増加します。対症的な薬物療法、環境の調整、応対上の工夫などで改善が期待できる点で重要です。本原稿では、BPSD とくに妄想、幻覚、易怒について述べます。

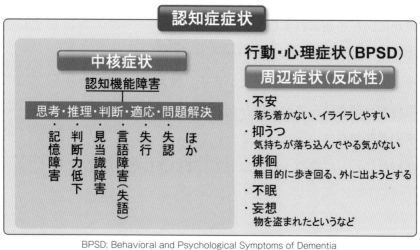

BPSD; Behavioral and Psychological Symptoms of Dementia

図 4.1 認知症の症状とは？

2 BPSD とは

　認知症で必ず出現する、物忘れ、失行、失語などの中核症状と異なり、中核症状のせいで出現するので、認知症にともなう行動・心理症状すなわち BPSD（Behavioral Psychological Symptom of Dementia）と呼んでいます。

　陽性症状（興奮、易怒、妄想、幻覚、徘徊）と陰性症状（不安、抑うつ、アパシー）にわけて呼ぶこともあります。BPSD は、すべての認知症者に出現するわけではなく、初期から中等度に進行するころに出現しやすく、重度に進行すると無為となります（図 4.2）。

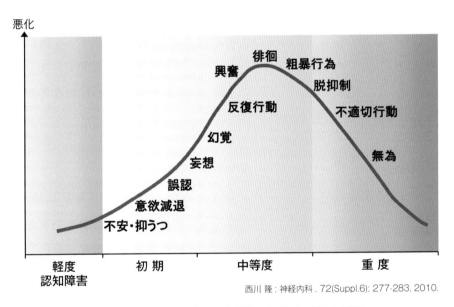

西川 隆：神経内科 . 72(Suppl.6): 277-283, 2010.

図 4.2 アルツハイマー型認知症 (BPSD) の経過

3 BPSDへの対応（非薬物療法と薬物療法）

非薬物療法

　まず、認知症患者は、事実の取り違えをしているため、訂正することでさらに混乱することがあり、否定しない、逆らわない、話題を切り替える（関心をそらす）、患者の認識している世界に合わせるといった対応により認知症患者の理解がスムーズに行くことが多いです。

　また、失敗行動についても叱らない、説得しない、失敗しにくい環境を作る、背景にある動機や心理（感情）を推測してそれを満たすことがよいでしょう。

　BPSDは言葉でうまく表現できない認知症患者のメッセージと捉え、必ず、本人にとっては理由があるので、それを探り出すのが解決の糸口になるかもしれません。寄り添う（ふれ合い、話を聞く、叱らないなど）、役割（日課）をもつ、環境（家族関係も含め）の改善が患者も家族もQOLをよくするでしょう。

薬物療法

　BPSDの薬物治療は必要最小限にとどめたいです。陽性症状には、非定型抗精神病薬を、ごく小量、使用して鎮静をはかることもあります。その際、リスク（ふらつきや転倒など）も含めて介護家族への十分な説明を行う必要があります。アルツハイマー型認知症（AD）やレビー小体型認知症（DLBD）ではコリンエステラーゼAChE阻害薬による認知機能の改善によりBPSDの原因が軽減する場合があります。

　抑うつに抗うつ薬（SSRI等）、昼夜逆転や不眠に短時間作用性睡眠導入剤、焦燥・攻撃性に適応外使用ですが抗てんかん薬を使うことも

あります。

　アルツハイマー型認知症で多い BPSD には、ものとられ妄想（とくに初期の女性に多い）や徘徊が、**血管性認知症では陰性症状**（意欲低下、うつ）が、**レビー小体型認知症**では幻視、錯視、妄想（嫉妬妄想）、誰かがいる気配がする、**ピック病**では易怒、情緒変化、不適切な行動が起きやすい、などです。

物盗られ妄想への対応

　妄想が出現する可能性を知っておくと心構えができてよいです。暴力、暴言を伴う場合は、デイサービスなどを利用し、本人と攻撃対象の接触する時間を減らすことも解決の手段です。

幻覚への対応

　アルツハイマー型認知症の一部では病期の進行とともに増えますが、レビー小体型認知症では病初期からみられることが多いです。

　見えるものは人や動物などが多く、周囲からは誰もいない空間に話しかけているように見えたりします。夕方や夜間の薄暗い時間に起こりやすいため、部屋を明るくする、壁に服をかけないなど環境を調整するとよいかもしれません。不安で症状が強くなる傾向があり、訴えを受け止め、頭から否定せず安心感をもってもらうことが大切です。

易怒に対して

　前頭側頭型認知症や意味性認知症では毎日決まったリズムで生活することや、決まったメニューの食事、決まった散歩コースを歩くといった行動に執着することが多いです。暴力の多くは、常同行動がさえぎ

られたときに起きるため、じっと見守ることがよいこともあります。
易怒性も程度・頻度によって介護者の負担が違います。認知症重症度
の総合的な評価スケールである ABC 認知症スケールの易怒性の質問
を掲載します。（図 4.3）。店で会計をせず、欲しいものをその場で開
けて食べてしまう方がいましたが、店長に事情を話し、家族と一緒に
買い物に行くか、一人で行った場合は、レジに誘導してもらう、それ
でも支払わなかった場合は、記録をつけておき、家族が後払いすると

8. 患者さんの意に沿わないことがあったときの様子は
   どうですか？　　　　　　　　　　　　　　　　点

具体例

9点　変わらない

8点

7点　些細なことに対して、怒りっぽくなった

6点

5点　暴言を発し、粗暴な素振りをするようになった

4点

3点　身内に対しては、暴言を発したり、実際に暴力を
　　　振うことがある

2点

1点　誰に対しても、暴言を発したり、実際に暴力を
　　　振うことがある

悪化

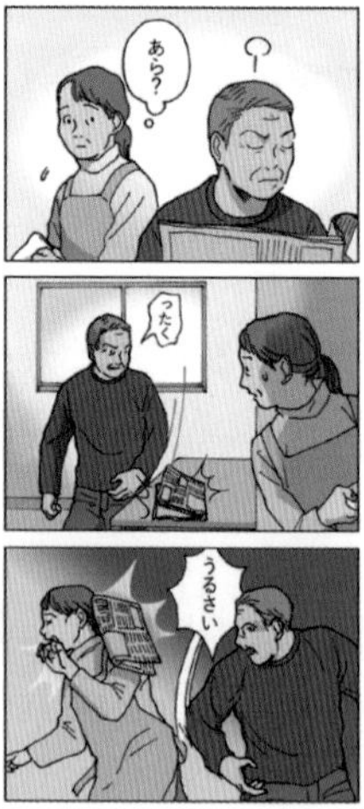

・Kikuchi T, Mori T, Wada-Isoe K, Umeda-Kameyama Y, et al : A Novel Dementia Scale for Alzheimer's Disease. J Alzheimer's Dis Parkinsonism, 8:2, 2018.
・Mori T, Kikuchi T, Umeda-Kameyama Y, Wada-Isoe K, et al : ABC Dementia Scale: A Quick Assessment Tool for Determining Alzheimer's Disease Severity. Dement Geriatr Cogn Dis Extra. 8(1):85-97, 2018.

図 4.3 ABC 認知症スケール（易怒性）

いった対応を一定期間したこともありました。このような「地域で支える」ことができると理想です。

　執着している行動がある場合は、それを把握し、それをさえぎらないように QOL を維持するとスムーズに行くことがあります。デイサービスでは、**固執する特定の場所（席など）に他の人が座らないように誘導する**など個別対応をようすることもあります。

4 BPSD の予防

　BPSD は予防できるでしょうか。

　認知症になると、うまくいかないことが増えるため、ストレスがたまってきて、不安が強くなります。不安・孤独にさせないことは大事です。暇な時間があると余計な考え・心配・行動を起こりやすいため、デイサービスなど忙しく日中活動して BPSD を起こす暇をつくらないこともよいでしょう。

　回想法で昔話をして自信獲得や心理的安定を計る、音楽療法や絵画療法、園芸療法、ペット療法、アロマテラピーなども本人と合うものがあれば効果的なこともあります。

　その他、BPSD のリスクとして、難聴や視力障害、発熱、持病の悪化などが挙げられます。持病の悪化は、症状が適切に訴えられなくなってくることもあり、早期発見が難しくなります。急に BPSD が出た場合は、認知症の症状と決めつけず、何かしら持病の悪化や、悪性腫瘍を発症したか、など一度は疑って精査をしてみてください。難聴に対しては、耳垢処理・補聴器・集音器の利用で、聞こえることで安心、聞き間違い、勘違いが防げます。

5 まとめ

　認知症は病気です。BPSD が起こる背景に何か問題がないか、身の回りのことを考えてみましょう。

　また、早期に発見することでご本人や家族の方々に問題への準備期間がもてます。認知症高齢者の世界を理解することも重要です。問題行動には目をつむることも重要ですし、周りの演技も必要なこともあるかもしれません。

　介護は一人で頑張らないことが必要ですし、介護保険の利用も有用です。BPSD の対応に困ったときは主治医の先生と薬物療法について相談してみましょう。

5章

肺の病気にならないために
── 肺炎およびCOPDの対策

ポイント

肺　炎
COPD
肺炎球菌ワクチン
インフルエンザワクチン

ギモン　不安　心配　悩み

嚥下障害って何ですか？

誤嚥性肺炎と言われました。これからどうなるのでしょうか？

肺炎のワクチンはどんな種類があるんですか？

COPDって何ですか？

肺炎は75歳以上の死因の第4位ですが、なかでも誤嚥性肺炎が大きなウエイトを占めます。高齢者で多い肺の病気にはもう一つ**慢性閉塞性肺疾患**（Chronic Obstructive Pulmonary Disease, COPD）があります。COPDが進行すると酸素なしでは生活できない呼吸不全状態になりますし、肺炎のハイリスク状態でもあります。肺炎とCOPDの予防法を中心に解説します。

1 誤嚥障害とは

　食べ物を飲みこむことを〝嚥下〟といいます。まず、目の前の食べ物をみつけて口の中に入れ、飲みこみやすいように細かく砕きます。そして舌などをうまく使って、食べ物を喉の奥まで運びます。すると反射的に喉が持ち上げられ、気道がフタをされて閉じ、食べ物が食道に落ちていきます。食道に落ちた食べ物は蠕動運動によって胃まで運ばれます。

　嚥下障害とは、この過程のどこかが障害されてしまうことをいいます。食事中にむせる人は嚥下障害の可能性があります（**顕性誤嚥**）。脳梗塞の既往がある人やパーキンソン病のような神経疾患がある人では、嚥下障害にとくに注意が必要です。喉の反射（**嚥下反射**）が低下している人の中に普段食事でむせないのに、肺炎（**誤嚥性肺炎**）にかかってしまう人がいますが、これは夜中に口の中の雑菌を多く含んだ唾液が間違って肺に入り込んでしまうからです。これを〝**不顕性誤嚥**〟といいます。

2 誤嚥性肺炎とその予防

　"誤嚥性肺炎" とは、嚥下機能が低下し、気道内へ口の中の雑菌が入ることにより引き起こされます。「むせ」のありなしにかかわらず、嚥下障害が疑われる人に、熱や痰・咳などの症状がみられたら、誤嚥性肺炎が強く疑われます。高齢者には「元気がない」、「食欲がない」といった症状が多々ありますが、いつもと様子が違うときには肺炎も疑ってください。

　誤嚥性肺炎は抗菌薬で治療します。多くの場合入院が必要で、一時絶食にすることもあります。また酸素吸入が必要なこともあります。誤嚥性肺炎になっても、ずっと食べられないわけではありません。食べ物にとろみをつけるなど、食べ物の形態を工夫したり、リハビリを行うのも効果的です。よくうがいや歯磨きをしておくと口の中の雑菌が減り、誤嚥性肺炎を予防できます。入れ歯もきちんと磨き、消毒しましょう。

　アンジオテンシン変換酵素阻害薬という血圧を下げる薬を内服すると、嚥下反射が回復することもあります。睡眠薬は嚥下反射を弱めるので、できるだけ飲まないほうが賢明です。

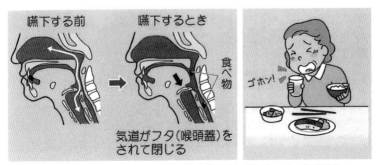

大内尉義監修：" やさしい高齢者の健康教室 "，p.30, 医療ジャーナル社 (2012)
図 5.1 嚥下のしくみと顕性誤嚥

　肺炎予防において、肺炎球菌ワクチンとインフルエンザワクチンの接種はきわめて重要です。

　高齢者に多くみられる肺炎として、院内肺炎／医療介護関連肺炎があり、その主な発症要因として、誤嚥性肺炎とインフルエンザ後の二次性細菌感染が多いとされています[10]。誤嚥性肺炎は繰り返される誤嚥によって肺炎が再燃する可能性もあり、再発防止と予防に向けて誤嚥への対策が必要です。嚥下機能の低下がみとめられる場合には、口腔ケアや嚥下機能への対策を併せて考慮することが重要です。口腔ケアは食物残渣や口腔内細菌の減少に加えて、唾液分泌の活性化にもつながり、誤嚥性肺炎の予防に有効です。

インフルエンザワクチン

　高齢者がインフルエンザにかかると、ときに重症化し、命に関わります。インフルエンザワクチンを予防接種すると、肺炎になっても軽くすむことが多いので、できるだけ毎年接種しましょう。自治体から接種の案内が届いたら、12月中には接種をすませるようにしましょう。

肺炎球菌ワクチン

　肺炎の予防に役立つワクチンとして、肺炎球菌ワクチンがあります。肺炎のおよそ1/4 は、この肺炎球菌が原因です。肺炎球菌ワクチンは65歳以上の高齢者に推奨されており、1回接種するとおよそ5年間有効です。ただし、他の菌には全く予防効果がありません。また接種したことがない人や、5年以上接種していない人は担当の先生に相

談してみてください。

　高齢者の肺炎の原因として免疫能の低下、低栄養状態、気道線毛運動の低下、咳嗽反射の低下、誤嚥、嚥下障害等が挙げられます。肺炎の症状は咳嗽、喀痰、胸痛、呼吸困難などの局所症状と発熱や倦怠感などの全身症状がありますが、高齢者では、咳や痰、発熱、呼吸困難などの典型的な症状が発現し難いことも多く、元気がない、食欲がない、日常活動が低下しているなどの変化にとどまる場合もあるので注意が必要です。

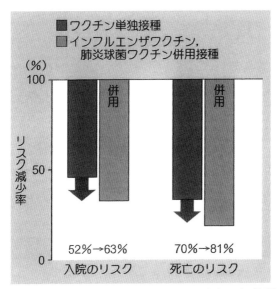

大内尉義監修：" やさしい高齢者の健康教室 "，p.32，医療ジャーナル社 (2012)

図 5.2 ワクチンの種類
インフルエンザワクチン、肺炎球菌ワクチンを単独で接種するよりも
併用したほうが肺炎のリスクが減ります。

4 インフルエンザの知識

　普通のかぜは、喉の痛み、くしゃみ・鼻水、咳・痰といった気道症状で始まります。これに対しインフルエンザは発熱や寒気、頭痛といった全身症状で始まることが普通で、ほとんどすべての人が発熱します。高齢者がインフルエンザにかかると、重症になりやすく命に関わることがあります。

予 防

　インフルエンザは手洗いだけでおよそ5割、口の中をきれいにすると9割は予防できます。

　うがいはイソジン液ではなく、水道水で行いましょう。インフルエンザワクチンを接種しておくと、インフルエンザを予防できるか、かかっても軽くすみます。

治 療

　症状が出て2日以内であれば、タミフル（オセルタミビル）、リレンザ（ザナミビル）、イナビル（ラニナミビル）、ゾフルーザ（バロキサビルマルボキシル）という抗インフルエンザ薬が有効です。医師の指示どおりに服用、あるいは吸入してください。ラピアクタ（ペラミビル）という薬を点滴することもあります。

まわりの人にも配慮を

　急に発熱した場合は、すぐ受診するのではなく、まずは受診したほうがよいかどうか病院に問い合わせてください。外出するときはマスクを着用するようにしてください。

5 COPDとはどんな病気？ ―予防が可能な病気です―

　COPD（chronic obstructive pulmonary disease）とは、タバコの煙や大気汚染物質、職業柄粉などを長期間吸い込むことにより、肺がダメージを受けてしまう病気で肺の中の空気の通り道が細くなってきます。日本語で、「**慢性閉塞性肺疾患**」と呼びます。日本では、40歳以上で約530万人の患者さんがいるとされており、決して珍しい病気ではありません。

症状と診断

　慢性的な咳や痰、階段や坂道での息切れが、はじめに現れやすい症状です。これらの症状を "歳のせい" と思わずに、病院を受診してください。胸のX線写真に加えて、呼吸機能検査をしてもらうとよいでしょう。COPDは、このような簡単な検査で診断できます。

　COPDが進むと、呼吸は浅く、速くなっていきます。さらに病状が進行すると、体重減少や心不全がみられることも、また日常的に酸素吸入が必要になることもあります。風邪などをきっかけに、突然呼吸が苦しくなることがあります（"急性増悪" といいます）。このようなことになる前に、病院を受診して、適切な治療を受けることが大切なのです。

予 防

　COPDの管理目標は、① QOLの改善、②運動能と身体活動性の向上と維持、③ COPDの増悪予防、④ COPDの進展抑制、⑤併存症と肺合併症の予防と治療、⑥生命予後の改善、になります。喫煙は呼吸機能の低下を加速するため、禁煙が治療の基本となります。

また、COPD の増悪自体が将来の COPD を悪化させる要因となっており、増悪予防はきわめて重要です [11]。COPD の増悪予防にも肺炎球菌ワクチンとインフルエンザワクチンの接種が勧められます。これらのワクチンの接種は COPD 患者の肺炎による入院 [12] や呼吸不全 [13] のリスクを低下させることが報告されています。

　また、COPD 自体は肺の疾患ですが、さまざまな疾患を併発することが多く、COPD 患者は同年代の非 COPD の集団と比較して、動脈硬化性疾患、骨粗鬆症、白内障、各種のがん、認知症、うつ、慢性腎不全、冠動脈疾患などがいずれもより高率にみとめられることが報告されています [14]。

　これらの疾患は加齢とともに増加することから、COPD では併存疾患がより早期に起こりやすくなると解釈されています。このように COPD では併存疾患の影響もあり、身体的な脆弱性を生じやすくなります。したがって、COPD に対する治療および予防としては、禁煙とワクチン接種に加えて、身体機能を維持するための栄養摂取や適度な運動も重要となります。

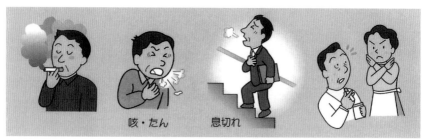

咳・たん　　　息切れ

大内尉義監修：" やさしい高齢者の健康教室 ", p.34, 医療ジャーナル社 (2012)

図 5.3 COPD
息苦しくなったら、歳のせいにせず病院にみてもらいましょう。
COPD と喫煙は密接な関係があります。

COPD を克服するための生活習慣

　COPD の克服のためにはまずは禁煙です。加えて、ここではそのほかの役立つ生活習慣を説明します。

呼吸理学療法

　COPD は、一気に息を吐くことが難しい病気です。そのため、有効な呼吸法としては、口をすぼめて息をゆっくり 吐く呼吸（**口すぼめ呼吸**）、そして吸う時間よりも吐く時間を長くするように意識することが大切です。たとえば、歩行時には、2 歩で吸って 4 歩で吐くなど、時間をかけて息を吐ききるように注意してみるのもよいでしょう。

運動療法

　運動療法の中で、下肢運動を中心とした全身持久力トレーニングは最も推奨されています。その方法には、階段昇降や自転車こぎなどいろいろありますが、ウォーキングが最も手軽で効果も期待できます。息切れをきたさない程度で、無理なく継続していくことが大切です。

　また、ストレッチなどの柔軟体操を行い、胸の動く範囲を広げることも呼吸を少しでも楽にする方法のひとつです。

栄養療法

　COPD では、栄養障害が認められ、病気が進行するとやせてしまうことが多いです。理想体重と比べて、体重が減り始めているようであれば、積極的に高エネルギー・高たんぱく食を摂取しましょう。

COPDの治療

禁 煙

　禁煙は、病気の進行を抑制することができる、最も効果的でしかも経済的な方法です。どうしても禁煙ができない場合は禁煙のための内服薬や貼り薬もありますので、主治医に相談してください。

薬物治療

　安定期によく用いられるものとして、気管支を広げて呼吸を楽にする作用や炎症を抑える作用、痰を出しやすくする作用の吸入薬や内服薬、貼り薬などがあります。毎日定期的に吸入・内服を続けていくことが大切です。

　一方、熱が出たりして、急に呼吸が苦しくなったときはすぐに病院を受診してください。COPDの急性増悪といって、抗菌薬やステロイドの点滴など入院治療が必要なこともあります。

酸素療法

　肺は酸素を取り込み、二酸化炭素を排泄しています。病状が進行すると、酸素の取り込みが悪くなって、全身が酸素不足になります。そのような場合には、酸素を吸入しながら生活していただきます。酸素濃縮器を自宅に設置し、加えて持ち運び可能な小型酸素ボンベを併用することで、家にいるときも移動時も酸素を吸入することができます。

ワクチン

　COPDの患者さんは感染症が重症となりやすいためインフルエンザや肺炎球菌のワクチンを、主治医との相談のうえで、ぜひ接種する

とよいでしょう。

6 まとめ

　肺炎とCOPDは高齢者の予後に大きく影響する疾患で、その進展および発症予防が重要です。肺炎とCOPDの予防において、肺炎球菌ワクチンとインフルエンザワクチンの接種は中心的な対策となります。

　しかし、ワクチンだけで肺炎やインフルエンザの発症を完全に予防することはできません。高齢者の呼吸器疾患は、加齢や合併症による心身の脆弱性や誤嚥などが関与することから、全身状態や嚥下機能を良好に保つことも重要です。すなわち、高齢者の呼吸器疾患の管理としては、ワクチンの接種に加えて、栄養、運動、口腔ケアなどを併せて実施することが求められます（図5.4）。

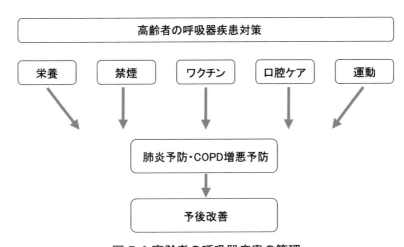

図5.4 高齢者の呼吸器疾患の管理
COPDを克服するために禁煙のほかに、呼吸法、運動をしましょう。
重症化し、やせてきたら栄養をとりましょう。

■参考文献■

1） 政府統計 e-stat. https://www.e-stat.go.jp/

2） 日本呼吸器学会. 成人肺炎診療ガイドライン 2017. p2-8, 2017.

3） Peña VS, *et al.*: Chest, 118:981-9, 2000.

4） Tálamo C, *et al.*: Chest, 131:60-7, 2007.

5） Jensen HH, *et al.*: Eur Respir J, 28:781-5, 2006.

6） Mathers CD, *et al.*: PLoS Med, 3) : e442, 2006.

7） 厚生労働省告示第四百三十号. 国民の健康の増進の総合的な推進を図るための基本的な方針. https://www.mhlw.go.jp/stf/seisakunitsuite/bunya/kenkou_iryou/kenkou/kenkounippon21.html

8） Maruyama T, *et al.*: BMJ, 340:c1004, 2010.

9） Christenson B, *et al.*: Eur Respir J, 23:363-8, 2004.

10） 日本呼吸器学会 医療・介護関連肺炎 (NHCAP) 診療ガイドライン作成委員会 : 医療・介護関連肺炎診療ガイドライン , p3-7, 2011.

11） Cardoso J, *et al.*: Int J Chron Obstruct Pulmon Dis, 13:1105-1113, 2018.

12） Froes F, *et al.*: Int J Chron Obstruct Pulmon Dis, 12:3457-3468, 2017.

13） Lin LL, *et al.*: J Microbiol Immunol Infect, pii: S1684-1182(17)30196-2, 2017.

14） Divo MJ, *et al.*: PLoS One, 13:e0193143, 2018.

6章

スマート服薬のすすめ

ギモン　不安　心配　悩み

薬が増えて困っています。

降圧剤を飲んだら立ちくらみがしました。

睡眠薬を常用しています。ときどきボーとなり転びそうになります。

1 高齢者になると薬が増える

高齢者では病気の中でも高血圧や糖尿病など、長期にわたり治療が必要な病気が多くなってくるため、複数の疾患に対して複数の薬を継続的に飲む状態になってきます。この状況に加えて、ひざ痛や不眠、便秘、など高齢者特有の症状（老年症候群）が現れると、ここでも複数の薬を必要性が生じます。

薬は本来有用性が高いために薬として使用されるのですが、薬が増えてくると副作用をはじめとする有害事象が多くなることが知られています。たとえば、図6.1 のように東大病院老年病科の入院患者での調査[1] では6剤以上の服薬をする患者でとくに多いことがわかりました。薬が増えることで有害事象を起こしやすくなる状態をポリファーマシー（polypharmacy）と呼びます。

なぜ薬が増えると薬の害が出るのでしょうか。

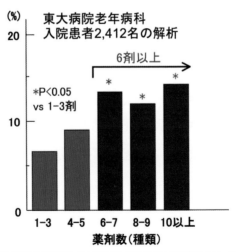

「高齢者の安全な薬物療法ガイドライン2015(日本老年医学会)」より引用

図6.1 薬剤数と薬物有害事象の関係

54

2 高齢者のポリファーマシーと薬物有害事象

　ポリファーマシーの高齢者で薬による害、すなわち薬物有害事象が多くなる理由は複数あると考えられます。

　1つめに、薬が効きすぎることがあるからです。飲んだ薬は胃や小腸で吸収され、肝臓で代謝されて効果を発揮し、その後腎臓などから排泄されていきます。高齢者では肝臓や腎臓の働きが低下することで薬が体内で分解されにくく、排出されずに残りやすくなります。そのため、効果が長く強く出るようになる危険性があります。多剤を服用している場合には、薬と薬による相性の悪さで、同時に飲むと片方の効果が弱くなったり強くなったりする薬物相互作用の可能性も高まります。

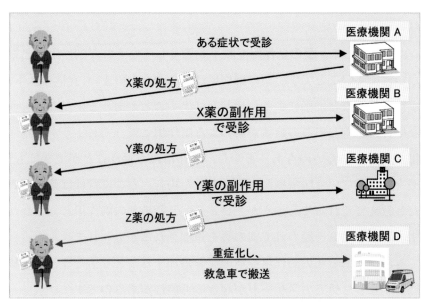

図6.2 処方カスケードの発生

2つめに、薬が多くなると、服薬をしっかりと指示通りに飲むこと が難しくなるからです。朝飲む薬は4種類、昼は3種類、夜は4種類、 寝る前に2種類、と多数の薬を飲むよう指示されている場合、高齢者 が**毎日正確に薬を飲むことは簡単ではありません**。薬を飲みすぎたり、 飲み忘れたり、あえて飲むのをやめたり、と指示通りに内服できず、 あまった薬（残薬）が発生することが知られています。薬が飲まれな いと効果は出ないため疾患の治療がうまくいかなくなる可能性があり ます。薬を飲まずに飲んだこととして医者のところに行くと、医者は "薬を飲んでいるはずなのに病気がちっともよくならない、薬を増 やしたほうがよいのでは？" と勘違いして、さらに薬を追加してしま うかもしれません。もちろん必要のない薬が出されるわけですから、 万が一すべての薬を飲んでしまうと、薬の効きすぎという事象が起こ る可能性もあります。

　3つめとして、薬の副作用で調子を悪くしてもそれが副作用だと気 がつきにくいことです。薬の副作用はふらつきやめまい、食欲の低下、 歩行困難、など加齢による症状として出ることがあります。このよう な場合、果たしてこの症状が薬による副作用と疑うでしょうか。副作 用と気づきにくいのもありますし、副作用だと疑うことができても、 薬を処方している医療機関が複数あった場合、どこに行けば薬のせい だと教えてくれるでしょうか。ひょっとしたら薬の副作用と気づかれ ず、新しい病気を疑われて別の薬を追加されるかもしれません。言っ てみれば、ある薬の副作用を別の薬を追加することで治そうとする状 態、すなわち**処方カスケード**が起きる可能性があるのです[2]。

3 薬に対する十分な理解を

　何か調子が悪くなった時には新たに病気が見つかることもあるのですが、薬による体調不良の可能性も考えなければなりません。ただし、薬は病気の治療や予防にとても効果的なものが多いため、処方されている薬をすぐにやめるのはかえって危険な場合があります。自己判断で薬の服用方法を変えてしまい、そのために安定していた病状が悪化することも十分に考えられます。ですから、自己判断はできませんので、すべての服用薬剤を診てもらう医師に判断してもらう必要があります。その点で、**お薬手帳を医師に見せる**のはとても有用です。普段から薬を調剤してもらうときに必ず薬局にお薬手帳を渡し、処方の記録をすべて残しておいてもらうようにしましょう。

　もし調子が悪くなった場合には、普段からみてもらっているかかりつけ医がいればベストです。もしそこで違う医療機関にかかってしまうと、これまでの病状や服薬を知らないまま診察や検査を行うことになり、すでに行っている検査でさえ最初からやり直す場合もあります。

　お薬に関する情報については、調剤をしてもらう保険薬局に問い合わせることも可能です。体調不良が処方されているお薬で起きうるか、聞いてみるのもよいでしょう。普段から調剤をしてもらう薬局を一か所にしておくと、すべての薬の情報がわかってもらえますので、薬の副作用について相談しやすくなりますし、薬物相互作用についても確認をしてもらうことが容易です。自宅などの近所に**かかりつけ薬局**を決めることも薬の安全性の観点からとても良いことです。

また、痛みや便秘、不眠、などといった症状に対し、薬を出してほしいという気持ちになりがちですが、このような症状を改善する薬でも必ずしもよい効果ばかりではありません。例えば不眠の治療薬の中には、非常に良い効果がある一方、ふらつきやすくなり転倒や骨折が増えるお薬もあります。打ち所の悪い骨折では、そのまま寝たきりになる場合があります。自分で欲しいと言って出してもらう薬でこのようなことが起きてはいけませんので、むやみには薬を欲しがらないようにして医師の判断を仰ぎながら薬を出してもらってください。

4 薬を正しく服用するために

　処方された薬は用法用量を守って使用しなければよい効果は得られません。しかしながら正しく服用ができないとよい効果さえ得られないことになります。実は、薬を医師の指示通りに内服することはとても困難です。朝の薬、昼の薬、夜の薬、食前、食後、などなど服薬回数も多いほど忘れがちになります。このように処方通りに服薬すること（**服薬アドヒアランスと呼びます**）は薬の治療ではとても重要です。服薬アドヒアランスが低下する要因としては、薬の理解度の低さ、認知機能の低下、薬剤の開封能力の衰え、ポリファーマシー、頻繁な処方変更、などが報告されています[3]。

　もし薬の自己管理ができない場合には、医師や薬剤師に**飲み残しが多いことを伝え、服用回数や服用錠数を少なくできないか、相談する**のがよいでしょう。また最近では、ゼリー剤や貼り薬、口腔崩壊錠など使用しやすい剤型も使用されています。通常の錠剤から変更可能な場合がありますので、ぜひ相談してください。

高齢になるとお薬が多くなりがちですが、副作用になることなくし
かも必要な薬は正しく服用する、スマート服薬を実践しましょう。

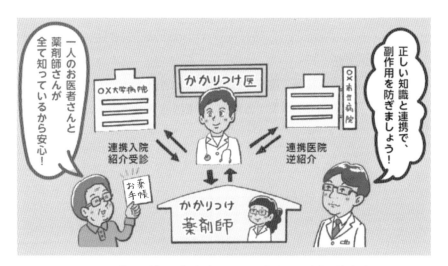

図 6.3 薬の副作用を防ぐには —— 患者さん側の注意点
高齢者では副作用が起きやすい条件がそろってます。
患者さんは図のような点に注意しましょう。

■参考文献■

1） 高齢者の安全な薬物療法ガイドライン 2015. 日本老年医学会、日本医療研究開発機構研究費・高齢者の薬物治療の安全性に関する研究研究班 (編). 東京 : 日本老年医学会 ; 2015.

2） https://www.mhlw.go.jp/content/11121000/kourei-tekisei_web.pdf 2019.6.9 閲覧

3） 葛谷雅文、遠藤英俊、梅垣宏行ほか : 高齢者服薬コンプライアンスに影響を及ぼす諸因子に関する研究 . 日老医誌 37:363-370, 2000.

7章

高齢者の高血圧
── 緩やかな管理で老化を緩やかに

ギモン　不安　心配　悩み

上が 140、下が 90 ですが、大丈夫でしょうか？

死の三重奏って何ですか？

降圧剤ってどういうものですか？

高血圧は国民病です。治療薬の進歩により若くして脳卒中で亡くなる人は昔に比べて減少したのですが、心不全や認知症など、高血圧が関わる高齢期の病気は依然として多い状況です。また、薬を飲めば高血圧が治癒するわけではなく、降圧剤で血圧を下げ、その結果として脳卒中や心臓病のリスクが2～3割程度減少するに過ぎません。一方で、血圧の下がり過ぎや薬物有害事象（いわゆる副作用）で苦しむ高齢者も多いのです。高齢者にふさわしい血圧の薬の服用法を提案します。

1 高齢者の管理基準は緩め

どの程度血圧が高いと降圧剤を飲むべきなのか、飲まないほうがよいのか、下げるとしたら、どこまで下げるべきなのか、さまざまな議論が行われています。とくに高齢者に関しては、一律に血圧を下げるということではなく、表7.1 に示したような特徴を考慮して、その人の病状や環境によって、目標とする血圧が異なるという考え方が老年医学では重視されます。

表7.1 高齢者高血圧の特徴

1. 収縮期高血圧；収縮期血圧のみ高く、拡張期血圧は高くない、動脈硬化に由来。

2. 血圧変動性；毎回の測定および日常生活の中での変動が大きい。血圧調節機能の低下に由来。

3. 臓器血流の低下；脳や心臓、腎臓などの血流低下を伴う。降圧薬により血圧が下がりすぎ、ふらつき・転倒や脱水、認知機能低下を起こすことがある。

4. 日常生活機能の低下；降圧薬の飲み忘れ。通院の中断。

一般に高血圧の診断基準は、上の血圧（収縮期血圧）が 140 mmHg、下の血圧（拡張期血圧）は 90mmHg です。ただし、血圧は日々異なりますし（厳密には心臓の一拍一拍で違います）、図 7.1 に示すように一日のうちでも変化し、行動にも影響を受けます。したがって、1 回だけではなく、繰り返して測定しても、十分な安静を保って測定してもこの数字以上になる場合が高血圧症です。

　加齢とともに生理的に血圧は上がってきますので、高齢者でも同じでよいのかという議論がされるわけです。

　現状では、高齢者でも同じ基準で診断します。

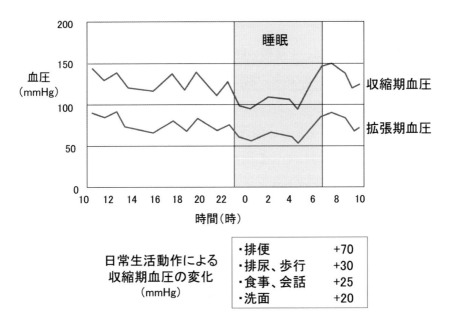

図 7.1 血圧の日内変動

血圧は交感神経優位な朝は高く、副交感神経優位な夜になると下がるのが、生理的なリズムである。高齢者ではこのようなリズムが乱れ、夜に下がらない場合も多い。

また高齢者の場合は、血圧がとても低い人のほうが、要介護状態になりやすく、その後の寿命も短い傾向にあります。そのため高齢者の高血圧の管理基準は少し緩くなっています。現在の高血圧ガイドラインでは、基本的に以下を目指すことになっています。

・74 歳以下　130/80 mmHg 未満

・75 歳以上　140/90 mmHg 未満

　ただ、75 歳以上でも安全に血圧が下げられる人、たとえば降圧剤を 1 剤飲んで十分に血圧が下がる人や、もともと元気で薬を飲んでも副作用がないような人は、さらに若い人と同じくらいまで下げることが推奨されています。

　しかし、実際には、1 種類の降圧剤では効かず、複数の降圧剤が必要になることも多いのです。他にも病気があり多くの薬を飲んでいますから、薬同士が影響し合う相互作用が出る心配もありますし、降圧剤が効きにくいような方は副作用も起きやすいのです。また、血圧が急に下がって転倒してしまう方もいます。4 種類も 5 種類もの降圧剤を飲んで無理に下げようとすることはやめたほうがよいでしょう。140/90mmHg ぐらいまでなら、75 歳以上の高齢者であれば、よしとしましょう、という考え方です。

　もっともこれまで心疾患を起こしたことがある人や糖尿病の人は 130/80 mmHg と、高齢者であっても厳しめの基準になっています。

② 余命を考えて、ほどほどの管理目標を

　高齢者の場合、余命のことも考えなければいけません。若年者のように、この先50年から60年も生きるのであれば、長期的な視点で血圧のコントロールも考えたほうがよいでしょう。生涯のどこかで脳卒中や心筋梗塞を起こすリスクを考慮して、若い頃から厳しく血圧をコントロールしておいたほうがよいのです。

　しかし、高齢者はこの先、何十年も生きられるわけではありません。将来の脳卒中を防ごうと血圧を下げ過ぎてふらふらになるよりは、余生を元気に過ごすために、ほどほどの管理基準でよいという考え方がふさわしい場合が多いのです。

③ 降圧剤使用上の注意点

　高齢者に主に使われる降圧剤は、**カルシウム拮抗薬、アンジオテンシン受容体拮抗薬、アンジオテンシン変換酵素阻害薬、サイアザイド系降圧利尿薬**の4系統の薬剤です。その他に、高齢者に推奨される降圧剤ではありませんが、アルドステロン拮抗薬、交感神経の働きを抑えるβ遮断薬、α遮断薬が使われることがあります。各系統の薬剤は、狭心症や心不全など血圧を下げるのとは別の目的で使われる場合もあることに注意が必要です。

　カルシウム拮抗薬でよく使われるのは「アムロジピン」という成分です。もっとも、ジェネリック医薬品や配合剤（一つの錠剤に複数の成分を含むもの）として各製薬会社が異なる医薬品名で発売していますので、薬局でもらう説明書をよくみないとアムロジピンかどうかは

わかりません。

　アムロジピンは、血管を拡張して、ゆっくりと血圧を下げます。時間の単位でも多少の降圧作用はみられますが、毎朝測定する血圧でいうと、2週間以上みないとその効果判定はできません。降圧効果を調べる試験では、4週間くらいで判定するのが一般的です。この点は他の系統の降圧薬でも同様です。

　したがって、朝飲んだから昼には血圧が下がるということは期待できないわけで、「今朝はいつもより高いからもう1錠飲んでおこう」などと自己判断で追加するのはやめておくべきです。朝は高く昼に下がるのが生理的リズム（血圧の日内変動）で、ホルモンや自律神経の働きと関連しています。ですので、朝高いときは、朝食をとり、少しのんびりして血圧が下がるのを待ち、それから運動などの活動を始めるとよいでしょう。食事をとって30分～1時間すると自律神経活動の変化により血圧は下がります。

　血圧変動に関する注意を追加すると、少量のアルコールは血圧を下げます。また、ぬるま湯に長時間つかっていても血圧は下がります。このような食事、飲酒、入浴による血圧低下は高齢者のほうが大きく、人によってはもうろうとなって転倒したり、意識を失って入浴中に溺死という場合もあります。夕食時に飲酒をして、その後に風呂に入るのは一般的な生活習慣ですが、高齢者にとっては「死の三重奏」かもしれません。
　入浴は夕食前がお奨めです。

高齢者の場合はアロムジピンのように、ゆっくり効く薬がよいでしょう。新しいタイプのカルシウム拮抗薬はアムロジピンと同じく長時間作用型ですが、古いタイプのカルシウム拮抗薬の中には急に血管を広げてすぐに血圧を下げる薬もあります。こうした薬は**反射性頻脈**といって、脈が速くなり、顔がほてったり、下肢にむくみが出ます。

　また、血圧を上げるアンジオテンシンという物質の作用や合成を抑える「アンジオテンシン受容体拮抗薬」と「アンジオテンシン変換酵素阻害薬」も、高齢者によくつかわれる降圧剤です。最近ではとくに「アンジオテンシン受容体拮抗薬」がよくつかわれるようになりました。というのも、「アンジオテンシン変換酵素阻害薬」のほうは、咳が出る副作用があるからです。この副作用は日本人に比較的多いといわれています。

　「アンジオテンシン変換酵素阻害薬」を飲み始めてから咳が出るようになり、風邪をひいたと思って別の医者に行くと風邪薬が出て、風邪薬で胃をやられて、さらに胃薬が処方される、というように多剤服用がどんどん進んで、最後には重篤な副作用を招いてしまうことがあります。このように副作用を薬で対処していく悪循環を「**処方カスケード**」と呼んでいます。このような処方カスケードを招かないためにも、高齢者が薬を飲んで病気のような症状があらわれたら、新しい病気と決めつけず、薬の副作用も一度疑ったほうがよいでしょう。

　サイアザイド系降圧利尿薬は、30 年くらい前にはよく使われていいました。有効性は劣らず他の薬より安いために、海外では第一選択

薬として使うように推奨されています。この薬は少量ならよいのですが、ナトリウムやカリウムが下がるなどの電解質異常や尿酸値上昇の副作用のため、とくに高齢者では血液検査も行いつつ注意して使う必要があります。日本では使用が廃れていましたが、「アンジオテンシン受容体拮抗薬」と少量のサイアザイド系降圧利尿薬を配合剤にした降圧薬が発売されて、また使われるようになっています。

8章

高齢者の糖尿病
── 緩やかな管理で老化を穏やかに

ギモン　不安　心配　悩み

糖尿病って簡単に言うと何ですか？

糖尿病のお薬はどんなものがあるのでしょうか？

食生活や運動不足による肥満の増加とともに、日本でも糖尿病患者はどんどん増えています。高齢期になって糖尿病を発症する方もたくさんいます。糖尿病は、腎不全による人工透析、失明など大きな合併症につながるので治療が重要ですが、やはり根治はできません。治療を一生続けていく必要があるのですが、経過中に低血糖などの副作用が大きな問題となります。

1 加齢とともに糖尿病は増える？

　糖尿病の本態は高血糖です。

　食事をして血糖（ブドウ糖）値が上がると、膵臓から分泌されるインスリンというホルモンが働いて血糖値を下げるのですが、①インスリンの分泌低下、②インスリンの作用不足のいずれか、あるいは両方によって血糖値が下がらなくなった状態が糖尿病なのです。表8.1に示す基準にしたがって正常、境界域、糖尿病を診断します。つまり尿糖は診断には用いないのです。ただ、血糖値が160 〜 180 mg/dL を超えると尿に糖がでてくるといわれています。

　加齢に伴い、まず食後血糖値の増加がみられます。インスリンが作用する主な臓器は筋肉と肝臓ですが、加齢に伴う筋肉の衰えと肝機能の低下が食後血糖値の増加に関係しています。また、体脂肪、とくに内臓脂肪の増加はインスリンの作用を阻害しますので、肥満傾向の方は要注意です。さらに、インスリンの作用不足が長年続くと、膵臓のインスリン分泌細胞（β（ベータ）細胞）が疲弊してインスリン分泌も低下してきます。その結果、高齢者ではインスリンの作用と分泌の双方が低下して糖尿病になる場合が多いのです。

表 8.1 糖尿病の検査値と判定基準

分　類	空腹時血糖値	糖負荷試験 (75gOGTT) 2時間値	ヘモグロビン A1c
糖尿病	126 mg/dL 以上	200 mg/dL 以上	6.5% 以上
境界域	110 mg/dL 以上	140 mg/dL 以上	6.0% 以上
正常域	110 mg/dL 未満 (100〜109 mg/dL は正常高値)	140 mg/dL 未満	6.0% 未満 (5.6% 〜 5.9% は 正常高値)

　また、中年期に糖尿病を発症した高齢者もたくさんいらっしゃいますが、そのような方は網膜症や腎症、神経症、動脈硬化といった糖尿病合併症を有する場合も多く、糖尿病自体も重症なので管理が難しくなります。

② 血糖値を厳しく管理すると死亡率が上昇？

　糖尿病の内服薬は作用により大きく3つに分類できます（表8.2）。

（1）インスリンの分泌を促す薬

（2）インスリンの作用を強める薬

（3）糖の吸収を抑える薬 / 糖を排泄する薬

　古くからあるのは（1）のインスリンの分泌を促す薬です。「スルホニルウレア」、略称 SU 薬という、膵臓にある SU 受容体に作用してインスリンの分泌を刺激する薬です。糖尿病の内服治療には SU 薬しかないという時代が長くつづいたので、昔はこの薬だけで治療していました。ただ、この薬は腎機能低下と関連して重症低血糖（受診など医療処置が必要な低血糖）を起こすことが知られています。

表 8.2 糖尿病内服薬の作用別分類

作　用	薬　剤
インスリンの分泌を促す薬	スルホニルウレア (SU) 薬 速効型インスリン分泌促進薬 （グリニド薬） DPP-4 阻害薬
インスリンの作用を強める薬	ビグアナイド薬 ; メトホルミン チアゾリジン薬 ; ピオグリタゾン
糖の吸収を抑える薬	α - グルコシダーゼ阻害薬
糖を排泄する薬	SGLT2 阻害薬

　米国で、血糖値を厳しく管理する強化群と少し緩やかな管理を行う通常群を比較する大規模な試験をしたところ、厳しく血糖をコントロールした強化群のほうが死亡率が高く、そのため途中で試験が中止になったことがあります。死亡率上昇の原因は主に低血糖でした。血糖値を厳しく管理するためにスルホニルウレア（SU）薬を多く使わざるをえなかったのです。

　低血糖は心筋梗塞や脳卒中の引き金にもなります。転倒の発生リスクも増やします。また、高齢者では、低血糖は認知症の発症リスクを2倍に増やすことがわかっています（図8.1）。しかも発作回数が多いほど認知症の発症率は増すのです。逆に、認知症の方は食事や服薬が不規則になるせいもあって低血糖を起こしやすく、悪循環が形成されます。ですから、現在ではSU薬の使用はなるべく少量に留めるようガイドラインでは推奨されています。とくに高齢者では、可能なら使わないでおこうという考え方になっています。

いまは SU 薬に代わって、他のタイプのインスリンの分泌を促す薬も出てきました。たとえばインスリンの分泌を促す GLP-1 というホルモンを増やす薬があります。この薬は GLP-1 を分解する DPP-4 という酵素の働きを抑えるため、DPP-4 阻害薬と呼ばれます。GLP-1 は血糖値が上がったときだけ作用するので、併用薬がなければ、低血糖になることもまずありません。

　服用も、あらかじめ決めた時間であれば、食前・食後に関わらず何時に飲んでもよいという便利な薬です。飲むタイミングが制限されず、低血糖の心配もほぼ不要という薬が出たことによって、糖尿病治療は劇的に変わりました。さらに、最近では週に 1 回服用すればよい DPP-4 阻害薬も出ていますので画期的と言えるでしょう。

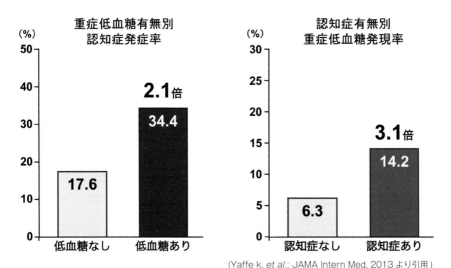

(Yaffe k, *et al*.: JAMA Intern Med, 2013 より引用)

図 8.1 低血糖は認知症の発症リスクとなり、
逆に認知症は低血糖の発生リスクとなる

ただひとつ残念なのは、重症の糖尿病をわずらっている人には DPP-4 阻害薬だけでは十分な効果が出ないのです。ほかの薬を併用しなければいけません。そうすると低血糖の心配も出てきます。

③ 糖の吸収／排泄に作用する薬は排便／排尿に影響

　一方、（3）の糖の吸収を抑える薬ですが、この薬は食前に飲まなければ効果がないという特徴があります。すると高齢者には服薬を守るのが難しくなります。ただでさえ、お腹がすいてご飯を食べたいときですから、ついつい薬を飲み忘れます。高齢者ならずとも、この薬を処方されている人はたいてい飲み忘れにより薬があまります。

　また、この薬は腸に作用して糖の吸収を抑えるのですが、腸内に残った糖が発酵して大量のガスが発生するという問題があります。高齢者はもともと便秘の人が多いので、その上、お腹にガスがたまると苦しくてたまりません。

　糖を排泄する薬は、SGLT2 阻害薬と呼ばれる新しいタイプのものです。腎臓で作用して尿に糖を排泄する作用があり、食べて吸収した糖分を血液から尿の中にどんどん出すわけですから、まさに飽食時代の薬といえるでしょう。エネルギーをどんどん失うので、やせる効果もあり、若くて肥満の方には適した薬かもしれません。糖と一緒に水分も出るので、SGLT2 阻害薬には利尿効果もあり、心不全や死亡率の減少効果も報告されています。

　しかし、高齢者は糖尿病患者であっても、筋肉が少ないなど栄養状

態に問題のある方が多いので、SGLT2阻害薬による低栄養や身体機能の低下が心配です。また、利尿作用による脱水、さらに尿に糖が混じることで細菌が繁殖しやすくなり、尿路感染が増えることに注意が必要です。こうした理由から、（3）の糖の吸収を抑える薬／糖を排泄する薬は高齢者に敬遠されがちです。

4 効果が見直されている薬もある

　最近では（2）のインスリンの作用を強める薬もよく使われます。この薬を（1）のインスリンの分泌をよくする薬と併用すると、優れた効果が期待できます。

　そのうちの一つが「ピオグリタゾン」という薬です。問題は、ピオグリタゾンには、体内に水分を貯留して、むくんだり、体重が増える副作用があることです。そのため、心不全あるいはその既往のある人は使用禁忌となっています。また、インスリンの働きが悪い人は、メタボ体型の人が多いのですが、そういう人がさらにむくんで体重が増えてしまうと、やはりこの薬は敬遠されがちになります。結論は出ていませんが、膀胱がんを起こしやすくなるという指摘もあります。

　そのため、見直されたのが、「メトホルミン」という古い薬です。この薬もインスリンの作用を強化する働きがありますが、肝障害や代謝性アシドーシスを起こすとされ、何十年も前に使われなくなった薬で、最近まで高齢者には使用禁忌になっていました。

　しかし上手に使えば、むくみや体重増加もありませんし、効果が高い優れた薬だということがわかってきました。安い薬ということも

あって、海外ではこのメトホルミンが糖尿病の第一選択薬として使われています。メトホルミンが広く使われるようになるにしたがって、高齢者での使用法も徐々にわかってきています。

　ただ、高齢者にはやはり慎重な投与が必要な薬です。副作用が心配なので、私自身は使ったことがありませんが、使い慣れた医師からは、よい薬だと聞かされます。このように、高齢者に対して慎重な投与が必要な薬は、扱い慣れた人が上手につかわないとダメです。「若いときから飲んでいるから問題ない」とか、「古くからある薬だから大丈夫だろう」などと、若い人と同じような処方の仕方では危ないということです。

9章

高齢者のやせとその対策

ギモン　不安　心配　悩み

急にやせてきました。不安です。

サルコペニアって何ですか？

やせることへの対策はどうすればいいでしょうか？

1 高齢者のやせの危険性

人の体格を表すのに、BMI（Body Mass Index）という指標が用いられます。これは以下のように計算されます。

$$BMI = 体重 (kg) ÷ 身長 (m) ÷ 身長 (m)$$

一般に、BMI が 25 以上で肥満、18.5 以上 25 未満で標準体重、18.5 未満でやせと判定します。図 9.1 は、年齢別に見たやせの人の割合です。男女とも、80 歳以上ではやせの割合が高くなることがわかります。

では、やせはなぜ問題なのでしょうか。

図 9.2 は、日本人を対象として、BMI と死亡率の関係を見た大規模な研究です[1]。男女とも BMI が 25 前後で死亡率が最も低く、BMI 19 以下では死亡率が上昇することがわかります。このように、やせでは死亡のリスクが高まります。またやせは低栄養とも関連があり、サルコペニア（後述）や骨粗鬆症などにより、転倒・骨折のリスクを増加させます。さらには免疫機能の低下によって感染症による死亡率が増加する、傷が治りにくく慢性化しやすいなどのリスクもあります。

一方で、BMI が 30 以上でも死亡率は増加しています。体重が増えすぎると、生活習慣病のリスクが高まること、膝を悪くして（**変形性膝関節症**）要介護状態になることなどが原因と考えられます。

これらをふまえ、高齢者では「小太り」ぐらいの体型が一番健康的だとする考え方があります。通常、理想的な BMI は 22 とされていますが、高齢者では少し高めの 25 前後が望ましいと考えられます。た

だし高齢者でも、持病がある場合には BMI を 22 に保ったほうがよい
場合もあるため、かかりつけ医との相談が必要です。

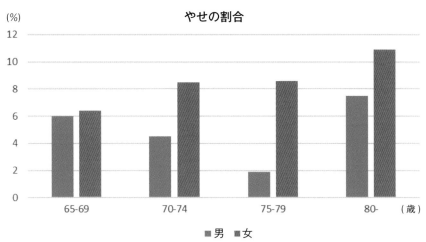

※ BMI 18.5 未満をやせとする。

平成 29 年国民健康・栄養調査報告より作成

図 9.1 高齢者におけるやせの割合

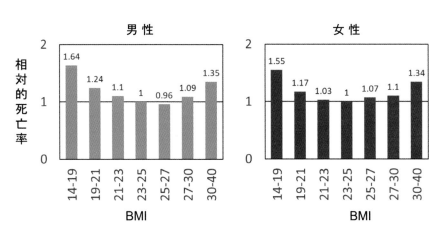

文献 1 より引用。日本の 7 つのコホート、35 万人以上のデータを解析（早期死亡除く）

図 9.2 日本人の体型と死亡率

2 やせの原因

図 9.3 にやせを起こす主な病気を示します。脳の病気、消化器の病気、内臓の病気など、さまざまな病気がやせの原因となることがわかります。さらに高齢者では、環境的な要因が関与していることもあります。例えば、要介護状態のため自分で適切な食事を準備できない場合です。やせの対策を行っても体重が増えない場合、原因が隠れていないか検索することが重要です。

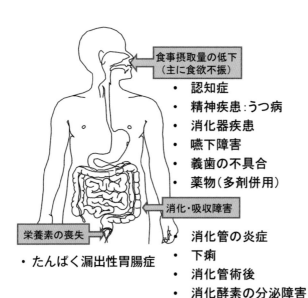

図 9.3 やせの原因

3 サルコペニアとは

　サルコペニアは、ギリシャ語の sarx（筋肉）と penia（減少）を組み合わせて作られた言葉で、加齢に伴い全身の筋肉量が減少した状態を指します。図 9.4 は CT により得られた、若者と高齢者の下肢の断面図です。高齢者では筋肉量が少ないことがわかります[2]。

　サルコペニアは単に「筋肉が少ない」というだけの状態ではなく、身体機能低下、QOL（quality of life: 生活の質）低下、死亡率の上昇につながります。また近年、骨格筋は内分泌器官として、さまざまなホルモン（マイオカイン）を分泌することがわかってきました。マイオカインにはがん、認知症、糖尿病、脂肪肝などを予防する効果があることが報告されています。そのためサルコペニアではこれらの疾患のリスクが高まる恐れがあります。

大腿の断面図

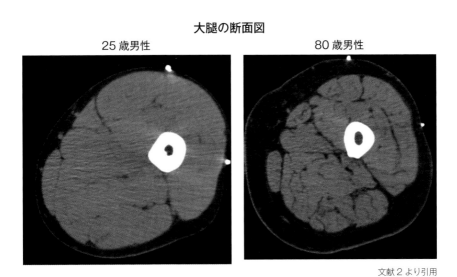

25 歳男性　　　　　　　　　　　80 歳男性

文献 2 より引用

図 9.4 加齢による筋肉量減少

サルコペニアの診断基準は人種によって異なります。2014年に提唱されたアジア人のサルコペニアの診断基準を図9.5に示します[3)]。診断には筋肉量を表すSMIという数値が必要です。最近では市販の体組成計でも筋肉の量が測れるようになりました。SMI低値に加え、歩行速度低下、握力低下のどちらか（または両方）を満たせば、サルコペニアと診断されます。

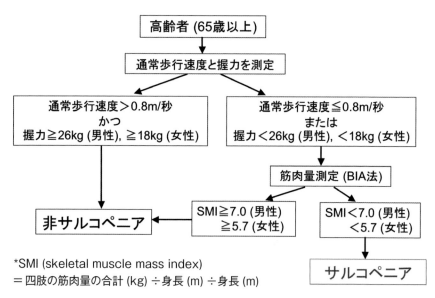

文献3より引用

図9.5 アジア人におけるサルコペニアの診断基準

以前は筋肉量が重視されていましたが、最近の研究により、筋肉量よりも筋力のほうが重要であることがわかってきました。そこで2019年、ヨーロッパのサルコペニアのワーキンググループ（EWGSOP2）が新しい基準を作成しました[4]（図9.6）。このチャートでは、先に筋力を測定し、低値であればサルコペニアと同様に原因検索、介入が必要であるとしています。また、筋力の低下は老年期より前から始まるため、若い時からの対策を推奨しています。今後サルコペニアの研究のさらなる発展が期待されます。

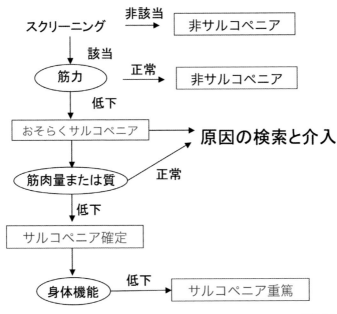

文献4より引用改変

図9.6 EWGSOP2によるサルコペニアの新基準

　やせの人、サルコペニアの人は、以下の対策を組み合わせることで、状態を改善させられる可能性があります。健康のために試してみてはいかがでしょうか。

たんぱく質

　筋肉をつくるために十分な量のたんぱく質を摂取することが重要です。1 日のたんぱく質の摂取量は、体重（kg）当たり 1.1g 以上（40kg なら 44g、50kg なら 55g）が目安です。サルコペニアを予防、改善させるためには、体重（kg）当たり 1.2 ～ 1.5g のたんぱく質を摂ることが推奨されています。

　良質なたんぱく質を含む食品から摂ることが望ましいですが、高齢者にとっては毎日摂るのは難しいものです。その場合、ホエイプロテインで補うのも一つの方法です。ホエイ（乳清）とは、牛乳から脂肪分やカゼインを除去した液体のことを言い、そこから分離したたんぱく質をホエイプロテインと言います。ホエイプロテインは運動をする人がよく摂取していますが、高たんぱく質、低脂肪、低カロリーで吸収が早く、高齢者にも適しています。実際高齢者でも、ホエイプロテイン摂取で筋肉量が増えたという研究があります[5]。

十分なカロリー

　たんぱく質を摂っても、摂取された総エネルギーが足りないと体を作るのに使われず、分解されてしまいます。そのため十分なカロリーをとることが必要です。摂取カロリーを増やすために脂質を多めにす

るのも手です。食欲がない場合には、総カロリーとその他の栄養素が
バランスよく濃縮された栄養機能食品がお勧めです。多くの形態、味
のものが販売されていますので試してみてください。

ビタミンD

　ビタミンDは骨だけでなく、筋肉にとっても重要な栄養素であるこ
とがわかってきました。ビタミンDは魚やキノコ類に多く含まれて
います。また日光浴をすると皮膚でビタミンDが合成されます。高
齢者では不足しがちな栄養素であり、市販のサプリメントで補うとい
いかもしれません。

レジスタンストレーニング

　高齢者は散歩やジョギングなどの有酸素運動をすることが多いです
が、有酸素運動は生活習慣病の予防、改善には有効でも、筋肉を増や
すには不十分です。筋肉を増やすには抵抗運動（いわゆる「筋トレ」）
が有用です。中でもスクワットは下半身の筋肉をバランスよく鍛える
ことができます。ただし負荷が大きいため、足腰が衰えた高齢者では
椅子からの立ち上がり程度のより軽い運動が望ましいです。

■ 参 考 文 献 ■

1 ） Sasazuki S, *et al.*: J Epidemiol, 21: 417-430, 2011.

2 ） Koopman R, *et al.*: J Appl Physiol, 106: 2040-2048, 2009.

3 ） Chen LK, *et al.*: J Am Med Dir Assoc, 15: 95-101, 2014.

4 ） Cruz-Jentoft AJ, *et al.*: Age Ageing, 48: 16-31, 2019.

5 ） Chanet A, *et al.*: J Nutr, 147: 2262-2271, 2017.

10章

高齢者の不眠
── 遅寝早起きで睡眠薬の害を避ける

ギモン　不安　心配　悩み

せん妄って何ですか？

夜中に目が覚めてしまいます。どうしたらいいのでしょうか？

市販の睡眠改善薬は安心ですか？

睡眠薬に頼らないためにはどうすればいいのですか？

加齢に伴い、早朝や夜中に目が覚め、寝つきもわるくなり、その結果、熟眠感が得られなくなります。しかし、それは生理的加齢現象でもあるので、5時間眠ればよしとする考えも大切です。

　早朝に目覚めたら起きてしまいましょう。また、とくにすることもないからと夜8時頃に布団にはいると、夜中に目が覚めて睡眠薬のお世話になる羽目に陥ります。

　高齢者は「遅寝早起き」を旨とするべきです。そして睡眠薬の使い方にも注意が必要です。

1 高齢者の睡眠リズム：眠れないのに長時間寝ている？

　図10.1に高齢者の睡眠リズムを若年成人と比較して示します。若年成人では、睡眠開始後に深く長い周期の睡眠があり、それが繰り返されながら徐々に浅く、短くなっていき目が覚めます。オレンジ色の

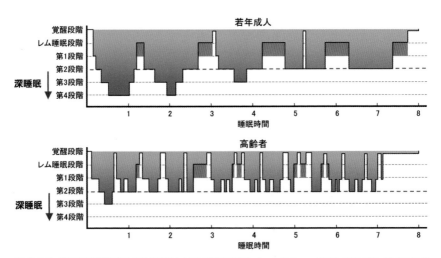

(三島 和夫：認知症の早期兆候とリスク要因としての睡眠問題.Brain and Nerve 68(7); 779-791, 2016より)

図10.1 若年成人と高齢者の睡眠構造：概念図
睡眠周期の断片化、深睡眠の減少、中途覚醒が特徴

88

部分はレム睡眠といって、夢をみる浅い睡眠状態です。

　高齢者になると、深い睡眠は少なく、周期も短く断片化した睡眠となります。総睡眠時間も加齢とともに減少し、70歳以上の高齢者の睡眠時間は約5時間とされます。

　このような睡眠リズムの変化が高齢者の不眠症状をもたらすのです。深い睡眠が少ないため熟眠感がえられない、睡眠が浅くなる回数が増えるため、夜中に目が覚める中途覚醒もみられるようになります。これに頻尿や腰痛・関節痛、痒みが加わるとさらに睡眠は浅くなります。

　では、高齢者の睡眠習慣はどうなっているのでしょうか？

　興味深いデータがあります。図10.2は日本人の平均睡眠時間を調

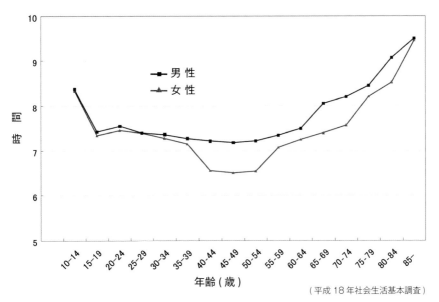

（平成18年社会生活基本調査）

図 10.2 日本人の平均睡眠時間

べたものですが、中年者より高齢者のほうが明らかに睡眠時間は長いのです。いったいどういうことでしょうか？

働き盛りの日本人は寝る間もないほど忙しいということかもしれません。とくに、子育てなどの家事で忙しい年代の女性は、男性より1時間近くも睡眠時間が短いですね。何とかしなければいけない問題です。

さて、高齢者ですが、実はよく寝ているのです。75歳以上になると8時間を超えています。しかし、上述のように5時間程度しか眠れないのですから、3時間も布団の中でうつらうつら、あるいは悶々と過ごしているということになります。逆に、熟眠感がなく、寝る時間はたっぷりあるからそうなるのでしょう。中年期の睡眠負債を取り戻したいのかもしれません。

そのようなことが積み重なり、高齢者の不眠症有病率は20%以上、80歳以上だと30%を超えています。そのうち半分弱の方が睡眠薬を服用しているとされます。

2 認知症の原因が睡眠薬にある？

睡眠薬を飲んでいる人の特徴は、中高年期から常用している人が多いことです。しかし、睡眠薬の連用は習慣性、依存性を生じるので、高齢期に大きな問題となります。

その一つが、睡眠薬による認知機能の低下です。

新しいタイプの睡眠薬であれば影響はないか、あるとしても少ないと考えられます。

一方、20年ないし30年も睡眠薬を飲んでいる、あるいはイライラに対して抗不安薬を常用している人が飲んでいる薬はベンゾジアゼピン系という、睡眠薬としては一時代前の薬で、認知機能低下作用があるのです。その作用の影響か、フランスなど海外のデータで、ベンゾジアゼピン系の睡眠薬は高齢期になってから開始した場合でも、認知症の発症を増やすという研究結果が出ています（図10.3）。

　ましてや20年も服用していればその影響はかなり大きいと考えざるをえません。日本人にはベンゾジアゼピン系睡眠薬を使用している方の割合が多く、ヨーロッパの2倍、アメリカの3倍にもなるという国連のレポートもあります。

　認知症になっても睡眠薬を続けている方はたくさんいます。

　むしろ、認知症になって、夜眠ってくれないから困るという理由で睡眠薬を処方されているケースもよくあるのです。認知症でない方で

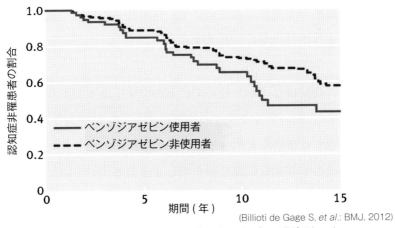

(Billioti de Gage S. et al.: BMJ, 2012)

図10.3 ベンゾジアゼピンの使用と認知症の発生リスク
フランスの地域研究（1,063名、平均78歳）

も認知機能が低下するくらいですから、認知症の症状を進行させるのに一役買ってしまっていることになります。

③ 新しいタイプの睡眠薬でも転倒の原因になる

では、新しいタイプの睡眠薬には問題はないのでしょうか？

今使われている睡眠薬は、ベンゾジアゼピン系の他、非ベンゾジアゼピン系、メラトニン受容体作動薬、オレキシン受容体拮抗薬という4系統に分けられます（表10.1）。

ベンゾジアゼピン系も非ベンゾジアゼピン系も、非常に多くの薬剤が発売されています。いずれも脳にあるベンゾジアゼピン受容体に作用して、催眠、鎮静効果をもたらします。

ただ、両者は化学構造に違いがあり、非ベンゾジアゼピン系のほうが効くのも、切れるのも早いものが多いのです。そのため、寝る前に飲むと10分くらいで効いてきて、朝まで残らないという特徴があり、今では睡眠薬の主流となっています。日中残らないので認知機能には影響があまりないのかもしれません。

しかし、夜間はしっかり効いているのです。トイレが我慢できなくて目を覚まし、眠い目をこすりつつ急いでトイレに向かうのですから、足元に注意する余裕などありません。引っかかったり、つまずいたり、滑ったり、さまざまな状況で転んでしまうのです。

転倒しやすい理由は眠いからだけではありません。ベンゾジアゼピン受容体には筋肉を弛緩させる作用もあるのです。抗不安薬に期待さ

表 10.1 睡眠薬のタイプ

ベンゾジアゼピン系		
	超短時間型	ハルシオン
	短時間型	レンドルミン・エバミール / ロラメット・リスミー・デパス・サイレース / ロヒプノール
	中間型	ユーロジン・ベンザリン / ネルボン
	長時間型	ドラール
非ベンゾジアゼピン系		
	超短時間型	マイスリー・アモバン・ルネスタ
メラトニン受容体作動薬	ロゼレム	
オレキシン受容体拮抗薬	ベルソムラ	
バルビツール酸系：ラボナ・イソミタール	使われることは稀。	

れる効果の一つが、肩や腰の筋緊張を和らげることですが、まさにベ
ンゾジアゼピン受容体に作用した結果なのです。ベンゾジアゼピン系、
非ベンゾジアゼピン系いずれの睡眠薬も筋弛緩作用があり、それが転
倒発生につながっているのです。

　残りのメラトニン受容体作動薬（ロゼレム®）とオレキシン受容体
拮抗薬（ベルソムラ®）については、現在のところ、認知機能低下作
用も転倒リスク増加作用もないと考えられています。

　ただ、転倒については睡眠薬である限り、効いている夜の時間帯に
は幾分影響する可能性があるので注意するに越したことはないでしょ
う。

4 市販の睡眠改善薬にも要注意

　市販されている薬は、医師が処方する薬に比べて効果が弱いので安全だと思い込んでいる方がいますが、決してそうではありません。

　最近は、セルフメディケーションといって、処方されるのと同じ薬がかなり市販されているのです。胃薬のH2ブロッカー（本来は胃潰瘍の薬）、花粉症の薬、鎮痛薬などが該当します。

　睡眠薬はどうでしょうか？

　先に述べた4系統の薬剤はさすがに危険だということなのか市販されていません。近いものでは、作用の弱いメラトニンの錠剤が海外では市販されており、個人輸入の形をとるネット販売などで購入することは可能です。

　注意したいのは**睡眠改善薬**です。睡眠改善薬として市販されている主な薬剤（ドリエル®、ネオデイ®、アンミナイト®など）は、ジフェンヒドラミンという抗ヒスタミン薬を主成分とする薬です。つまり風邪薬や花粉症の薬に含まれる成分です。風邪薬や花粉症の薬で眠くなることがありますが、その作用を利用した薬です。

　しかし、抗ヒスタミン薬はほかの薬との飲み合わせも心配ですし、高齢者が飲むと、せん妄といって意識がもうろうとして認知症様になる症状を引き起こす薬としても有名です。医者がくれる薬は強くてこわいから、市販の睡眠改善薬にするという発想はかえって危険なことがあるのです。

　医師は薬を処方するだけが仕事ではありません。

表 10.2 睡眠薬に頼らないための生活習慣

□ 朝、目が覚めたら布団から出る

□ 日光を浴びる：メラトニン分泌を促す

□ 適度な運動：午後遅めの散歩は頻尿に有効

□ 昼寝は 30 分まで

□ 夕食後眠くなっても布団に入らない

□ 就寝時間は遅めに：22 時か 23 時

□ 入浴、ストレッチでリラックス

□ 就寝まで読書やラジオなどで過ごす

□ 頻尿、痛み、かゆみなどは医師に相談

　いかに薬を出さず、病状の改善を図るかというのが腕の良い医者の考えることです。なかなか薬を出してくれない医者は、不親切なのではなくて、患者のために最善策を探っているのではないでしょうか。
　むしろ薬をすぐ出す医者こそが危ないと思ってください。

　最後に、睡眠薬に頼らないための生活習慣について表 10.2 にまとめました。
　とくに重要な点は、夕食後すぐに布団に入らないことです。食事をすると自律神経のバランスが変わり副交感神経優位になるため、眠くなるのが生理現象です。だからといってそこで布団に入って寝てしまうと、数時間眠ったとしても深夜です。そこから朝まで眠れぬ長い夜を過ごすのは苦痛です。当然睡眠薬が必要になります。ですから、夕食後に眠くなったら片づけなどして眠気を一旦やり過ごすのです。

就寝時間は若い頃のようにできたら23時、そこまで何をして過ごすかは皆さん各自お考えください。そして5時間睡眠で早朝4時に目が覚めたら布団から出ましょう。

　遅寝早起き＋昼寝30分が高齢者にふさわしい睡眠習慣です。

11章

頻尿・尿失禁
── 排尿トラブル

ギモン　不安　心配　悩み

前立腺肥大と診断されました。どういう治療をするのですか？

過活動膀胱って何ですか？

外出時トイレで困っています。どうしたらいいのでしょうか？

排泄は、睡眠、食事と並んで生活の基本的要素です。

　中高年期になると排尿トラブルのある方が多くなり、それがひどくなると高齢期には要介護の原因ともなります。

　排尿トラブルには、尿が出にくくなる**排尿困難**、排尿回数が多い**頻尿**、そして尿を漏らしてしまう**尿失禁**があります。それぞれ原因があるのですが、一つの原因が複数の排尿トラブルをもたらすこともあり、老年症候群として高齢者を悩ませるのです。

　生活習慣、原因となる病気の治療や薬の見直しなどチェックポイントがたくさんあるので、解説します。

1 排尿トラブルの原因となる加齢変化：前立腺肥大

　図11.1に男女の尿路系臓器を図示しますが、尿は腎臓で作られ、尿管を通って膀胱に溜まり、尿道を通って体外に排泄されます。図には示しませんが、尿道括約筋という筋肉が尿道を取り巻いており、神経を介した筋肉の緊張と弛緩により排尿をコントロールしています。したがって、脊髄損傷などで神経調節が上手くできなくなると、排尿困難や尿失禁になる場合があります。

　前立腺は男性にしかない臓器ですが、男性ホルモンの作用も受けて加齢とともに肥大します。

　前立腺肥大が進むと、中を通っている尿道が圧迫され、尿道が細くなります。動脈硬化で血流障害が起きるように、前立腺肥大で尿流障害が起きるのです。

　その結果、トイレで排尿しようとしてもすぐに出ない、出てもチョロチョロと時間がかかり、最後の切れも悪いとなるのです。そして、

排尿後尿滴下といいますが、出終わったと思ってパンツにしまい込むと、尿道内に残っていた尿がタラッと太もも辺りに垂れる、非常に不快な現象もみられます。

　進行すると、排尿後にも膀胱内に尿が残る、残尿がみられるようになります。残尿量が増えると、すぐに膀胱は満杯になりますから、トイレに行く回数が増える、頻尿になります。

　治療には、尿道を広げる α1 遮断薬という薬をまず使いますが、効果不十分な場合にはホルモン療法や外科的治療も行います。

② 排尿トラブルの原因となる加齢変化：過活動膀胱

　膀胱の機能は男女ともに加齢に伴い低下します。

　膀胱は主に平滑筋という筋肉でできている袋ですが、膀胱壁の柔軟

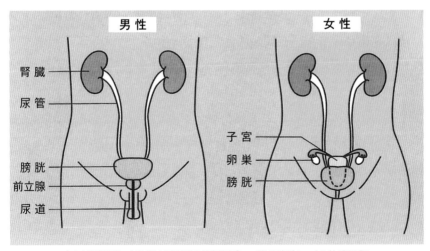

(大内尉義監修："やさしい高齢者の健康教室",p.48,医療ジャーナル社 (2012))

図 11.1 男女の尿路系臓器

性が失われ、また筋肉の緊張が高まり、十分な量を溜められなくなるのです。これが**過活動膀胱**と呼ばれる状態で、頻尿になります。膀胱平滑筋を弛緩させる目的で抗コリン薬というタイプの薬がよく使われますが、新しいタイプの薬も登場しています。

さらに、腎臓や骨盤筋肉の加齢変化も影響します。

腎臓で尿を濃縮する機能が低下するために尿量が増加します。多く飲んだらその分だけ尿が増えると考えたほうがよいでしょう。

また、女性、とくに出産を多く経験した方によくみられるのですが、骨盤底筋という下腹部の筋力が衰えて尿道括約筋の調節が十分にできなくなるのです。尿失禁の原因となります。

3 排尿トラブルは夜間頻尿

以上のような加齢変化の結果、最も高齢者に多くみられる排尿トラブルは夜間頻尿です。**夜間頻尿**は「夜間排尿のために1回以上起きなければならない状態」として国内外のガイドラインは定義しています。

しかし、その定義に従うと、40代の約4割、50代の約6割、60代の約8割、70代以上では9割もが夜間頻尿ありになります[1]。つまり、中年期でも半数近くが、高齢期にはほとんどが夜間頻尿ありということになるのです。そこで、高齢者自身が夜間頻尿だと訴えることの多い、夜間排尿回数3回以上で示したのが**図 11.2**のデータ[1]になります。

それでも高齢者ではかなりの割合でみられ、前立腺肥大が深く関係するので男性に多いことがわかります。

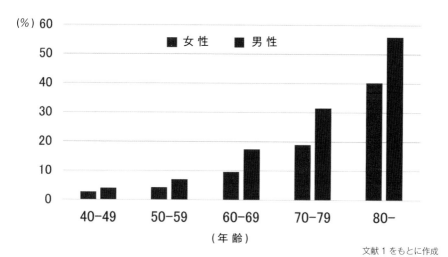

文献1をもとに作成

図 11.2 夜間排尿回数 3 回以上の方の頻度

4 老年症候群としての夜間頻尿：多面的対策を

　夜間頻尿には尿路系以外のさまざまな問題も関係します（図11.3）。すぐに泌尿器科に行くのではなく、かかりつけ医とよく相談したり、自分自身の生活を見直すことが大切です。

　内科系の病気では、糖尿病、高血圧、心不全が多尿の原因になりますので、それぞれの疾患管理は重要になります。

　また、利尿薬や尿糖を排泄するタイプの糖尿病薬（SGLT2阻害薬、8章糖尿病の項を参照）は多尿をもたらしますので、夜間頻尿で困る場合には違うタイプの薬剤に代えられないか、その薬を処方している医師に相談してください。

　生理的加齢変化としては、上述した尿濃縮能の低下に加えて、交感神経緊張や浅い睡眠が関係します。

交感神経緊張は腎臓で濾過される尿を増やします。歳を取って睡眠が浅くなると、睡眠中に目が覚めやすくなりますが、その際に尿意を感じてトイレに行く回数が増えます。睡眠薬には多くの問題もありますが、適切に使うと夜間頻尿に有効な場合があります。

　逆に夜間頻尿は不眠の原因となるので、前立腺肥大や過活動膀胱の治療により不眠が改善する場合があります。

　生活習慣にもいろいろな落とし穴があります。当然ですが、長時間布団に潜り込んでいるとトイレに行く回数は増えます。

　また、一日中座って過ごしていると、下肢に水分が貯留してむくみます。そのまま夜横になると、溜まった水分が上半身に戻り、尿として排泄されるので、頻尿になるのです。

　それには午後遅めの散歩が有効です。下肢を動かすことで貯留した

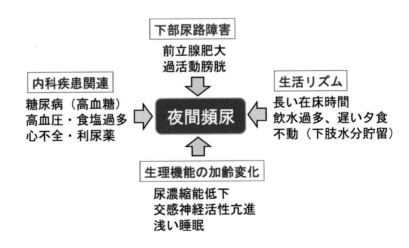

図 11.3 高齢者にみられる夜間頻尿の多彩な原因

水分を循環させ、寝るまでに尿として出すことができるのです。夕食が遅いと、摂取した水分、塩分が寝てから排泄されるので、やはり頻尿の原因になります。

夕食から就寝までには十分な時間を取るようにしましょう。

高齢者はテレビの健康番組をよくみられると思いますが、脳梗塞予防で血液をサラサラにするために、寝る前にコップ1杯の水を飲みましょうといいます。暑い夏なら熱中症予防に大事なことかもしれませんが、寒い冬でも寝る前に必ず飲むという方が結構おられます。

そうすると、若い人ならそうでもないのですが、高齢者は飲んだ分だけおしっこになり、頻尿になるのです。夜、トイレに起きて眠りが妨げられ、朝、血圧が上がって脳梗塞を起こしては本末転倒です。

脳卒中を避けるためにやっていることが脳卒中につながるような皮肉なこともあるので、いろいろな面から見直していただくことが必要です。

5 尿失禁はタイプに応じて対応

尿失禁にはいくつかのタイプがあり、表11.1のように分類されています。それぞれ症状と原因が異なり、タイプによって対応も異なります。

中高年女性で多いのが**腹圧性尿失禁**で、イスから立ち上がろうとしたときにお腹に力が入って、人知れず少し漏らすといったことがあります。骨盤底筋の筋力強化が基本ですが、尿漏れパッドを使う方も多くいます。ひどくなるとテープで尿道を支える手術を検討します。

一方、中高年男性で前立腺肥大が進行して尿閉に近い状態になると、膀胱内の尿があふれる溢流性尿失禁がみられるようになります。前立腺肥大の薬物療法で十分な効果がみられない場合、間欠的自己導尿を行うか手術療法を検討します。

高齢者で最も問題となるのは歩行障害や認知症による機能性尿失禁です。

トイレに行くまでに時間がかかるため間に合わない、漏らしそうになって初めて尿意を訴える、尿意を上手く訴えられない、排尿動作が一人でできないなどです。慌ててトイレに行こうとして転倒、骨折し

表11.1 尿失禁の分類

分　類	症状・原因	対　策
腹圧性尿失禁	重い物を持ったり、咳やくしゃみなどによる腹圧の上昇で起きる。骨盤底筋の筋力低下による。	体操による骨盤底筋の強化。パッドの使用。手術など。
切迫性尿失禁	突然尿がしたくなり、こらえきれずに漏らしてしまう。神経や膀胱の調節障害などによる。	飲水コントロール、骨盤底筋訓練、行動療法。薬物療法(抗コリン薬)。
溢流性尿失禁	尿閉状態となり尿が溢れる状態。前立腺肥大や神経因性膀胱などによる。	前立腺肥大などの原因に対する治療。間欠導尿。
機能性尿失禁	歩行障害でトイレに間に合わない、認知症のために排尿を上手くできないといった尿路系以外の問題で起きる。	排尿誘導。(必要時)オムツの使用。

てしまう高齢者も多いのです。外出時および定時にトイレに連れていく排尿誘導が有効ですが、夜間および外出時はオムツの着用も併用するとよいでしょう。また、夜間だけでもポータブルトイレをベッドサイドに置くという方法もあります。

6 排尿障害治療薬使用上の注意点

前立腺肥大に対して用いるα1遮断薬には、受容体サブタイプ選択的なものと受容体サブタイプ非選択的なものがありますが、受容体サブタイプ非選択的な薬剤は血管拡張・血圧低下作用による起立性低血圧のリスクがあるため、基本的には受容体サブタイプ選択的な薬剤を用います[2]。

過活動膀胱に対しては、まず抗コリン薬を用いることが多いですが、抗コリン薬特有の副作用として口腔乾燥と便秘に注意が必要です。
また、前立腺肥大を合併している場合に抗コリン薬を使うと膀胱の収縮力が低下して尿閉を招いてしまうことがあるので注意が必要です。使用する場合はα1遮断薬との併用が推奨されます。
また、β3受容体作動薬が用いられることもあり、高齢者でも副作用は軽微であるとされていますが、心血管系の副作用に注意が必要です[2]。

■参考文献■

1）日本排尿機能学会　夜間頻尿診療ガイドライン作成委員会編：
　　“夜間頻尿診療ガイドライン”，ブラックウェルパブリッシング，
　　東京 (2009).

2）日本老年医学会：“高齢者の安全な薬物療法ガイドライン”，
　　日本老年医学会発行 (2015).

12章

在宅医療
── 自宅が診察室

ギモン　不安　心配　悩み

自宅で診察を受けられるのですか？

どこに相談したらいいのでしょうか？

地域包括ケアシステムとはどういうものですか？

介護保険制度とはどういうものですか？

ケアの根拠「緩和ケア」とはどういうものですか？

どんな治療が受けられるのですか？

自宅での治療と病院とではどう違うのでしょうか？

1 在宅医療を受けるには

　病気のため定期的に通院することが難しくなる場合があります。重い病気ではなくても、足腰が弱くなり、外出しづらくなることもあります。また、入院治療を終え、退院の日が決まっても、こんな状態では退院してから通院できない、退院すると必要な治療が受けられなくなるのでは、と心配になるかもしれません。確かに病院の集中治療室で受けるような治療を自宅で受けることはできません。

　しかし、入院して治療が一段落すれば、退院して自宅で治療できる場合が多くあります。そのようなとき「自宅が診察室」になる在宅医療を受けながら、住み慣れた家で生活することができます。

　現在、高齢者の増加を背景に地域包括ケアシステムの構築が推進されています。
　地域包括ケアシステムは、住まい、医療、介護、予防、生活支援などを一体的に提供し、介護が必要になっても高齢者ができるだけ最期まで住み慣れた地域で暮らし続けることができるようになることを目指す仕組みです。
　複数の病気や症状を抱える高齢者が地域で生活し続けるために在宅医療は不可欠な要素です。

　診療所や病院に通院するのが難しくなったとき、まずはかかりつけ医に相談してみましょう。入院中でしたら主治医と相談してください。病気で体力が低下したり、脳梗塞や脳出血のため思うように動けなくなったり、あるいはがんや心不全などの病気が進行したとき、医師を

始めとする医療・介護スタッフがご自宅を訪問して必要な治療・ケアを提供します。

2 在宅医療で治療できる病気―自宅でどんな医療が受けられるの

病気や外傷の種類を問わず、心身の状態が安定していれば多くの場合、自宅で治療しながら生活することができます（表 12.1）。

医師や看護師などの医療スタッフは、高齢者の自宅を訪問すると生活の様子や治療の状態がよくわかります。そのため在宅医療では生活状況をふまえ、最適な治療方法や療養方法を相談することができるのです。

病気が進行して痛みや息苦しさがあっても症状を和らげる治療を受けて、希望すれば最期まで自宅で過ごすこともできます。医師や看護師は将来の病状を予測しながら、高齢者やご家族と何度も話し合いを

表 12.1 自宅で治療を続けながら生活できる病気や外傷

☐ が　ん

☐ 脳血管疾患：脳梗塞、脳出血、くも膜下出血など

☐ 神経筋疾患：パーキンソン病、筋萎縮性側索硬化症など

☐ 臓器不全：慢性心不全、慢性呼吸不全、肝硬変、慢性腎不全

☐ 認知症

☐ 精神疾患：統合失調症、うつ病など

☐ 骨・関節疾患：脊柱管狭窄症、脊椎圧迫骨折、変形性膝関節症など

☐ 加齢に伴う心身機能の低下

☐ 外傷：頸椎損傷など

重ねて治療やケアの方法を決めます。

　最近、「将来の医療及びケアについて、患者さんを主体に、そのご家族や近しい人、医療・ケアチームが、繰り返し話し合いを行い、患者さんの意思決定を支援するプロセス」としての「アドバンス・ケア・プランニング（ACP）」（コラム参照）を促進しようという気運が高まっています[1]。

　在宅医療では自宅で医師や看護師と将来の医療・ケアについて話し

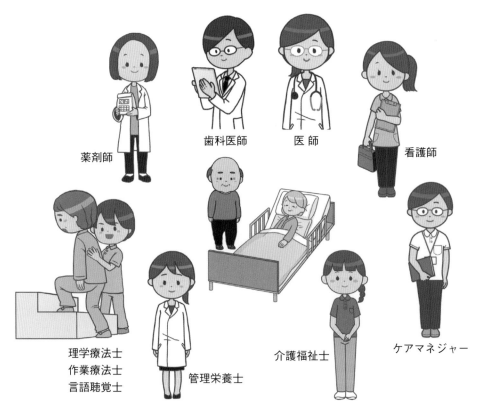

図 12.1 自宅を訪問する専門職（多職種）

合います。そのため日常生活の環境のなかで、これまでの生活や生き方を振り返り、ご家族と一緒に高齢者のご希望を尊重して相談することができます。

3 自宅を訪問する専門職―誰が自宅に来るの

　自宅を訪問するのは医師や看護師だけではありません。高齢者が必要とする医療や介護を行う専門職が自宅を訪問します（図12.1）。

　必要に応じて、歯科医師、歯科衛生士、看護師、薬剤師、理学療法士・作業療法士・言語聴覚士などのリハビリテーションスタッフ、管理栄養士など、さまざまな医療の専門職がご自宅を訪問します。食事や排泄、入浴などの支援が必要な場合には、介護福祉士やホームヘルパーが訪問してケアを提供します。そしてこれらの専門職は連携し、チーム全体で高齢者が快適に生活できるように支援します。

　これらのサービスは医療保険や介護保険でカバーされています。

　介護保険制度は、高齢者の介護を社会全体で支え合う仕組みとして2000年に創設されました。自立支援、利用者本位、社会保険方式が基本的な考え方として示されています。

　介護保険サービスを利用するには、市区町村に申請して介護や支援が必要な状態であることを認定してもらう必要があります（図12.2）[2]。

　その結果、要介護1〜5の人は介護サービス、要支援1・2の人は介護予防サービスを利用することができます。介護サービスと介護予防サービスとしてさまざまなサービスがあります（図12.3）[2]。

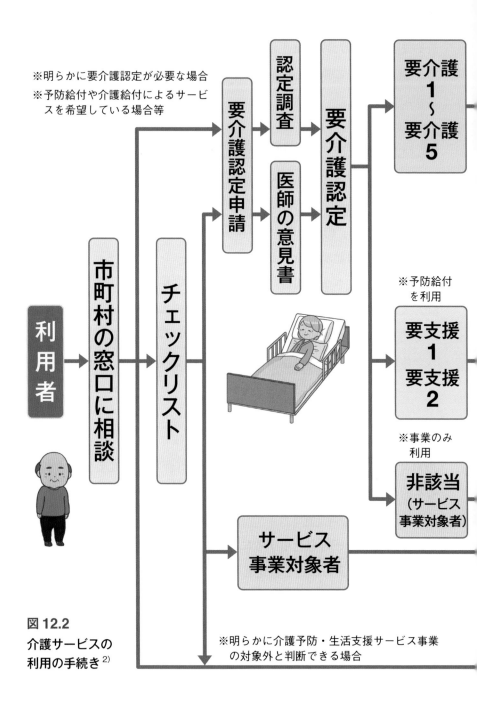

※明らかに要介護認定が必要な場合
※予防給付や介護給付によるサービスを希望している場合等

認定調査

要介護認定申請

医師の意見書

要介護認定

要介護1～要介護5

※予防給付を利用

要支援1要支援2

※事業のみ利用

非該当（サービス事業対象者）

利用者

市町村の窓口に相談

チェックリスト

サービス事業対象者

※明らかに介護予防・生活支援サービス事業の対象外と判断できる場合

図 12.2
介護サービスの利用の手続き[2]

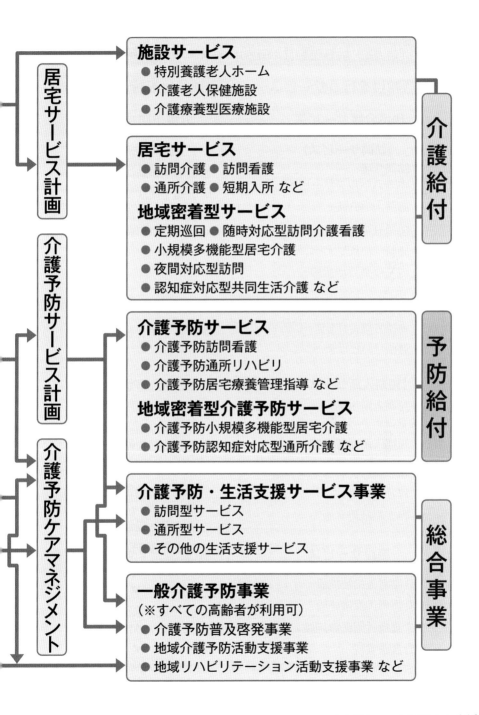

施設サービス
● 特別養護老人ホーム
● 介護老人保健施設
● 介護療養型医療施設

居宅サービス
● 訪問介護 ● 訪問看護
● 通所介護 ● 短期入所 など

地域密着型サービス
● 定期巡回 ● 随時対応型訪問介護看護
● 小規模多機能型居宅介護
● 夜間対応型訪問
● 認知症対応型共同生活介護 など

介護予防サービス
● 介護予防訪問看護
● 介護予防通所リハビリ
● 介護予防居宅療養管理指導 など

地域密着型介護予防サービス
● 介護予防小規模多機能型居宅介護
● 介護予防認知症対応型通所介護 など

介護予防・生活支援サービス事業
● 訪問型サービス
● 通所型サービス
● その他の生活支援サービス

一般介護予防事業
（※すべての高齢者が利用可）
● 介護予防普及啓発事業
● 地域介護予防活動支援事業
● 地域リハビリテーション活動支援事業 など

居宅サービス計画

介護予防サービス計画

介護予防ケアマネジメント

介護給付

予防給付

総合事業

都道府県・政令市・中核市が指定・監督を行うサービス

介護給付を行うサービス

居宅介護サービス

【訪問サービス】
- 訪問介護
  （ホームヘルプサービス）
- 訪問入浴介護
- 訪問看護
- 訪問リハビリテーション
- 居宅療養管理指導

【通所サービス】
- 通所介護（デイサービス）
- 通所リハビリテーション

【短期入所サービス】
- 短期入所生活介護
  （ショートステイ）
- 短期入所療養介護

- 特定施設入居者生活介護
- 福祉用具貸与
- 特定福祉用具販売

施設サービス

- 介護老人福祉施設
- 介護老人保健施設
- 介護療養型医療施設
- 介護医療院

予防給付を行うサービス

介護予防サービス

【訪問サービス】
- 介護予防訪問入浴介護
- 介護予防訪問看護
- 介護予防訪問
  リハビリテーション
- 介護予防居宅療養
  管理指導

【通所サービス】
- 介護予防通所
  リハビリテーション

【短期入所サービス】
- 介護予防短期入所生活
  介護（ショートステイ）
- 介護予防短期入所療養
  介護

- 介護予防特定施設入居者
  生活介護
- 介護予防福祉用具貸与
- 特定介護予防福祉用具
  販売

市町村が指定・監督を行うサービス

介護給付を行うサービス

地域密着型介護サービス

- 定期巡回・随時対応型訪問介護看護
- 夜間対応型訪問介護
- 地域密着型通所介護
- 認知症対応型通所介護
- 小規模多機能型居宅介護
- 認知症対応型共同生活介護(グループホーム)
- 地域密着型特定施設入居者生活介護
- 地域密着型介護老人福祉施設入所者生活介護
- 複合型サービス(看護小規模多機能型居宅介護)

居宅介護支援

予防給付を行うサービス

地域密着型介護予防サービス

- 介護予防認知症対応型通所介護
- 介護予防小規模多機能型居宅介護
- 介護予防認知症対応型共同生活介護(グループホーム)

介護予防支援

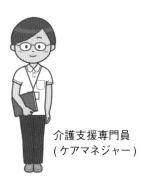

介護支援専門員
(ケアマネジャー)

図 12.3 介護サービスの種類[2]

この他、居宅介護(介護予防)住宅改修、介護予防・日常生活支援総合事業がある。

さらに、生活する環境を整えるサービスとして福祉用具貸与、特定福祉用具購入費の支給、住宅改修費支給、日常生活支援総合事業などがあります。

　市区町村ごとに介護保険制度に関するパンフレットが用意されていますが、要介護（予防）認定の申請から、必要な介護保険サービスを選択してケアプランを作成し、費用計算まですべて自分で対応することは困難です。これらの手続きと作業は居宅介護支援事業所の介護支援専門員（ケアマネジャー）に依頼できます。ケアマネジャーがどこにいるかわからない場合は、市区町村や地域包括支援センターに相談してください。

４ 自宅でできる診察と検査

　自宅でも診療所や病院の外来と同様に、医師による問診、聴診や触診などの身体診察を受けることができます。血圧測定、パルスオキシメータを用いて、動脈血酸素飽和度（SpO_2）や脈拍を測定することもできます。

　病院と異なり、自宅では CT 検査や MRI 検査などを受けることはできませんが、X 線検査、超音波検査、心電図検査、採血検査や尿検査、痰の検査などを実施することが可能です。

　多くの場合、採取した血液や尿などの検体を医療機関に持ち帰り、測定しますが、自宅で検査してその場で検査結果がわかるポイント・オブ・ケア検査（Point-of-Care Testing（POCT））を行う医療機関もあります。たとえば、血糖値などの（血液）検査ができる機器が開発されています。なかには自宅で嚥下内視鏡検査を実施して、嚥下機能

を評価する医師もいます。

　ただし、いつもこれらすべての検査を実施するわけではありません。医師が検査の必要性を判断して実施します。

5 自宅でできる治療

　加齢に伴い足腰の力が低下したり、病気により身体機能が低下したりした場合は、理学療法士、作業療法士、言語聴覚士による訪問リハビリテーションを受けながら、身体機能の回復を図り、生活のしかたを工夫して日常生活を続けることができます。

　必要なときには自宅でさまざまな医療管理を行うことができます（表12.2）。自宅で用いる医療機器は改良が重ねられ、操作がしやすく、安全に治療を行うことができるように工夫されています。経験がない治療を自宅で行われるのは不安だと思いますが、詳しい治療方法を医師、看護師が指導しますのでご安心ください。

表12.2 自宅でできる医療管理

	医療管理の内容
薬剤管理	薬剤処方の見直し・調整、残薬確認、服薬指導など
栄養管理	経管栄養療法（経鼻胃管、胃瘻など）、中心静脈栄養療法
排泄管理	自己導尿、尿道留置カテーテル、膀胱瘻、腹膜透析
呼吸管理	在宅酸素療法、在宅人工呼吸療法
注射・点滴	インスリン自己注射、抗菌薬や利尿薬などの投与
スキンケア	床ずれ（褥瘡）、皮膚潰瘍、ストーマ（人工肛門）

なお、医療機関ごとに対応できる治療の内容が異なる場合がありますので、詳しくは診療所や病院に相談してください。

　病気が進行するとさまざまな苦痛を経験することがあります。WHO（世界保健機関）は 2002 年に**緩和ケア**を次のように定義しています。

　「緩和ケアとは、生命を脅かす病に関連する問題に直面している患者とその家族の QOL を、痛みやその他の身体的・心理社会的・スピリチュアルな問題を早期に見出し的確に評価を行い対応することで、苦痛を予防し和らげることを通して向上させるアプローチである。」[3]

　病気が進行して、痛みや息苦しさを生じたときや、不安感が強くなったときには、症状を和らげる治療（緩和ケア）を行い、苦痛の軽減を図ります。

　ここまで読まれると在宅医療で何でもできるように思われたかもしれません。しかし、在宅医療は常に目を離すことができない状態の管理が苦手です。そのため、外来受診や入院して検査、治療が必要なときもあります。

　医師と相談して上手に在宅医療を受けてください。

6 在宅医療と入院・介護施設入所の比較

　在宅医療では医師を始めとする医療職から指導を受けながら、高齢者自身あるいは家族が医療を管理する必要があります（表 12.3）。介護職が訪問するとき以外は家族が介護しなくてはなりません。

表 12.3 在宅医療と入院・介護施設入所の比較

	在宅医療	病院・介護施設
医　療	・医師や看護師などが訪問するとき以外は高齢者自身または家族が医療を行う ・容体が急変したとき、すぐに医療処置が受けられない	・病院では常時医療スタッフから医療を受けられる ・容体が急変したとき、すぐに医療処置が受けられる
介　護	介護職が訪問するとき以外は家族が介護する	常時看護・介護スタッフから介護が受けられる
起床・就寝時刻	自分の生活リズムにあわせて起床・就寝時刻を決められる	病院や介護施設で決められた起床・就寝時刻を守る必要がある
日常生活	自分が好きなことを好きなときにできる	・ベッド、談話室、食堂などで過ごす ・病院や施設ごとの決まりを守って過ごす
家族や友人との交流	好きなときに好きな人と過ごすことができる	面会時間が決められている
ペット	ペットと一緒に過ごすことができる	ペットの同伴は禁じられている
食事・飲酒	・好きなものを食べ、好きなものを飲むことができる ・飲酒可能	・病院・介護施設で用意された食事を食べる ・飲酒は禁じられている

ただし最近では、日中・夜間を通じて、必要なときに必要なケアを受けることができる、定期巡回・随時対応型訪問介護看護の普及が図られています。サービスを上手に利用して介護負担を軽減しましょう。

　このように、在宅医療では、高齢者自身またご家族の負担はありますが、病院・介護施設とは異なり、自分の生活リズムで好きなことを行い、好きなものを飲食することができます。また、好きな人やペットと過ごすことも自由です。通院が困難になっても、在宅医療を受けながら自宅で自分らしく生活してみませんか。

■ 参考文献 ■
1）日本医師会：終末期医療 アドバンス・ケア・プランニング (ACP) から考える. 2018. https://www.med.or.jp/doctor/rinri/i_rinri/006612.html 2019 年 8 月 30 日閲覧.
2）厚生労働省 老健局：公的介護保険制度の現状と今後の役割, 平成 30 年度. https://www.mhlw.go.jp/content/0000213177.pdf
3）特定非営利活動法人日本緩和医療学会；緩和ケアの定義 (WHO 2002 年). https://www.jspm.ne.jp/proposal/proposal.html

アドバンス・ケア・プランニング（愛称「人生会議」）

　万が一のときに備えて、自分が大切にしていることや望んでいること、どこで、どのような医療やケアを望むかを自分自身で考え、周囲の信頼する人たちと話し合い、共有することを「アドバンス・ケア・プランニング」と呼びます。厚生労働省はこの取り組みの愛称を「人生会議」と決定しました。

　万が一のときに、どこで、どのような医療やケアを望むか、まずご自身で考えてみましょう。

　次に信頼できる人は誰か考えてみましょう。命の危険が迫ったとき、多くの方が治療やケアについて自分で決めたり、人に伝えたりできなくなると言われています。

　治療やケアに関する考え方を、信頼できる人と話し合っておくと、もしもの時に、自分の考えに沿った治療やケアを受けられる可能性が高くなります。そしてご家族およびかかりつけ医を中心に看護師、ケアマネジャーなど、治療やケアに関係している人たちと話し合いましょう。

　ご自身の意思は変化する可能性があります。そのため何度も繰り返し話し合うことが大切です。

あとがき

高齢者の疾患や症状とどう向き合うべきなのか、
どう付き合えばよいのか

多病状態とは

　中高年期からの生活習慣病の積み重ねが高齢者の多病状態の基盤と
なっています。その一つ一つを専門医に診てもらうことも、とくに最
初に診断をつける際には必要です。

　しかし、疾患同士、治療薬同士が影響し合う多病状態になると、疾
患別専門医療には落とし穴が待っています。それぞれの病状に対して
2、3種類の薬であっても、病状が例えば5つになると服用する薬剤
は容易に10種類を超えてしまいます。

高齢者の治療学とは

　これをすべて指示通りに服用し続ける自信はありますか？
　糖尿病の血糖管理を強化することは網膜症や腎症の予防のために重
要です。しかし、血糖を厳しく下げると低血糖を起こす可能性が高く
なります。高齢者の低血糖は心血管病や認知症のリスクを増大させる
ことが知られているのです。

　高血圧にしても然り。元々脳血流が少ない高齢者では、血圧を下げ
過ぎると転倒や認知症のリスクが増すとされています。このように、
中年期までの治療学と高齢者の治療学は同じではないのです。

122

高齢者の上手な疾患との付き合い方

　本書では、高齢者特有の要配慮事項を盛り込みつつ、高齢者が抱える病状について項目を分けて解説しています。

　まえがきに触れましたが、高齢者がそれぞれの疾患や症状とどう向き合うべきなのか、どう付き合えばよいのか、患者としてどう振る舞えばよいのか、という視点から執筆されています。

　本書を参考に、身に着けた知識を活かして、スマートに医療を利用いただくことを願っています。

　高齢者だけでなく、その家族の方にもご一読いただき、家族と自分の人生100年を共に豊かなものにしていただけたらと願います。

秋下　雅弘

索　引

高齢者の患者学
"治す医療"から"治し支える医療"へ

2020 年 1 月 31 日　発　行

監　修　　秋下　雅弘

編　集　　東京大学医学部附属病院　老年病科

発行所　　株式会社アドスリー

〒164-0003　東京都中野区東中野 4-27-37
TEL(03)5925-2840／FAX(03)5925-2913
principle@adthree.com
https://www.adthree.com

発売所　　丸善出版株式会社

〒101-0051 東京都千代田区神田神保町 2-17
TEL(03)3512-3256／FAX(03)3512-3270
https://www.maruzen-publishing.co.jp

© 2020, Printed in Japan

組版 日本メディネット協会／印刷・製本 日経印刷株式会社

ISBN 978-4-904419-92-2　C3047